Sandy Taikyu Kuhn Shimu

Was die Energie zum Fließen bringt

Der kleine Energieratgeber für jeden Tag

Schirner Verlag

ISBN 978-3-8434-5069-0

Sandy Taikyu Kuhn Shimu:
Was die Energie zum Fließen bringt
Der kleine Energieratgeber
für jeden Tag

Umschlag: Murat Karaçay, Schirner,
unter Verwendung von # 41265175
(Vlastimil Šesták), www.fotolia.de
Redaktion: Katja Hiller, Schirner
Satz: Lisa Seiferlein, Schirner
Printed by: ren medien, Filderstadt,
Germany

www.schirner.com

4. Auflage Januar 2014

Inhalt

Im Fluss
des eigenen Herzens

Öffne dich für die Quelle deiner Kraft.

Erkenne, dass alles bereits in dir vorhanden ist.

Da ist nichts zu viel und nichts zu wenig.

Da ist nichts versäumt und nichts erreicht.

Da ist weder Richtig noch Falsch, weder Gut noch Böse.

Wenn du wahrhaft der inneren Stimme
deines Herzens folgst,
wirst du nie von dir enttäuscht sein.

Sandy Taikyu Kuhn Shimu

Einführung

Die Chinesen nennen es »Qi«, die Japaner »Ki«, die Inder »Prana«, die Christen »Odem«, die Tibeter »Lung« und die Griechen »Pneuma«. Dies alles sind verschiedene Bezeichnungen für denselben Begriff: die Lebenskraft, über die jeder Mensch verfügt. Dieses Energiepotenzial ist abhängig von den Lebensgewohnheiten, dem Lebensstil. Alles, was Sie denken, fühlen, essen, trinken, und auch, wie Sie handeln, leben, atmen und sprechen, wirkt sich auf Ihre Energie aus. Wenn Ihre Energie fließt, fühlen Sie sich gesund, leistungsfähig, konzentriert, glücklich und ausgeglichen. Ihr Körper und Ihr Geist bilden eine untrennbare Einheit, und Sie haben Zugriff zu Ihrer ganzen Kraft.

Wenn Ihre Energie blockiert ist, verspüren Sie Schmerzen und Verspannungen. Sie sind unzufrieden, gereizt, nervös, unruhig oder wütend und fühlen sich verletzlich, missverstanden oder krank. Ihr Körper und Ihr Geist bilden dann keine Einheit mehr. Alles, was Sie tun, kostet Sie zusätzliche Energie. Sie empfinden jede Tätigkeit als anstrengend, belastend und schwierig.
Der Energiefluss ist immer dann blockiert, wenn wir die Energie gegen etwas richten, wenn wir mit einer Gegebenheit, einer Situation, einem Menschen oder einem

Umstand nicht einverstanden sind, wenn wir festhalten. Kurz gesagt, wenn unsere Handlungen nicht mit unserem Denken und Fühlen übereinstimmen.

Gehen Sie hingegen in Ihren Tätigkeiten körperlich und geistig auf, akzeptieren Sie auch schwierige Situationen, haben Sie die Fähigkeit loszulassen und gehen konstruktiv mit Problemen um, dann können Sie Ihrem Wesen entsprechend, die richtigen Entscheidungen treffen. Sie leben in Ihrem natürlichen Fluss, alles fühlt sich vertraut und richtig an – was nicht bedeutet, dass es nicht auch anstrengend sein kann. Ihre Handlungen finden in Übereinstimmung mit Ihrem Denken und Ihrem Fühlen statt. Dafür müssen Sie aber mit Ihrer ganzen Achtsamkeit und Hingabe in die Gegenwart zurückfinden und sich selbst die Chance geben, dass Körper und Geist wieder zusammenfinden. Dies erreichen Sie nur, wenn Sie aufhören, für oder gegen etwas zu kämpfen, und loslassen.

Jeder Mensch kann seine Lebensenergie mittels spezifischer Körperübungen, unkomplizierter Atemtechniken, einfacher Meditationen oder auch köstlicher Energiedrinks wieder zum Fließen bringen. Mit diesem kleinen Ratgeber halten Sie einen wahren Schatz in den Händen, der Ihnen auf einfache und wirkungsvolle Art und Weise zeigt, wie Sie Ihr Potenzial sinnvoll nutzen können. Alle Empfehlungen von mir sollen Ihnen als Unterstützung für Ihr körperliches und geistiges Wohlbefinden dienen. Sie sind erprobt und stammen aus meiner langjährigen Praxis und Erfahrung als Kampfkunst-, Qi-Gong-, Meditations- und Yogalehrerin sowie als psychologischer Coach. Trotzdem reagiert jeder Mensch ganz nach seinen individuellen Energiemustern und persönlichen Möglichkeiten. Machen Sie also bitte Ihre eigenen Erfahrungen. Dieser kleine Ratgeber erhebt keinen Anspruch auf Allgemeingültigkeit oder Unfehlbarkeit, und er ersetzt nicht den Besuch beim Arzt, Heilpraktiker oder Therapeuten. Weder Verfasserin noch Verleger übernehmen eine Haftung für etwaige Personen-, Sach- oder Vermögensschäden.

Sie haben verschiedene Möglichkeiten, mit diesem Ratgeber zu arbeiten. Sie entscheiden, ob Sie ihn wie ein normales Buch lesen oder ob Sie gezielt nach Übungen, Techniken oder Rezepten suchen möchten. Zu allen Ratschlägen finden Sie immer eine kleine Einführung beziehungsweise Hintergrundinformationen zum Thema. Bei einigen Übungen gebe ich Ihnen Vorgaben zur Wiederholung oder zur Dauer der Übung. Bitte verstehen Sie diese als Richtwerte und nicht als unumstößliche Dogmen. Experimentieren Sie, und achten Sie darauf, wie es Ihnen geht. Wenn Sie sich körperlich und geistig gut fühlen, sind Sie auf dem richtigen Weg. Seien Sie sich aber auch darüber im Klaren, dass Sie sich zu Beginn Ihrer Praxis, wenn sich Energieblockaden und Energiemuster (auf)lösen, mit kleineren Unannehmlichkeiten, wie z. B. mit Müdigkeit, auseinandersetzen müssen. Diese normalen Reaktionen können auftreten, müssen es aber nicht zwingend. Üben Sie immer achtsam und bewusst. Lassen Sie sich Zeit, tasten Sie sich langsam vor, gerade dann, wenn Sie wenig oder gar keine Vorkenntnisse mit der Energiearbeit haben. Sie können alle Übungen miteinander kombinieren und auch Ihre eigenen Übungsreihen kreieren. Am Ende des Buches habe ich Ihnen eine Übersicht mit sinnvollen und erprobten Übungsreihen nach bestimmten Themen zusammengestellt, die Ihnen als Quelle der Inspiration dienen soll.

Denken Sie daran:

Freude ist die größte Energiequelle!

Augenbad

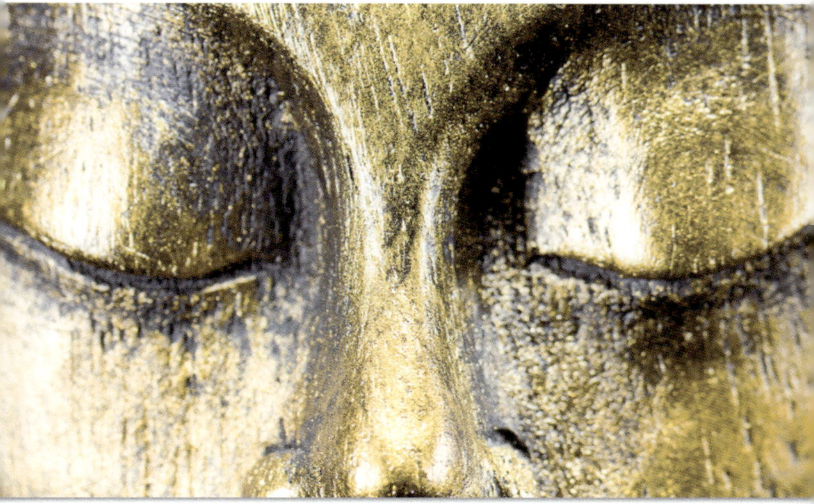

Hintergrund Die Augen gelten als Spiegel der Seele. Ein altes Sprichwort heißt: »Ein Blick sagt mehr als tausend Worte.« Oft senden wir ganz unbewusst mit unseren Augen Signale. Wir können ablehnend, fragend, vorwurfsvoll oder interessiert blicken. Unsere Augen können vor Freude, Liebe und Glück strahlen, leuchten und glänzen. Wir können aber auch traurig, wütend, ängstlich oder geheimnisvoll schauen. Unsere Augen sind das Tor zur Außenwelt, verbinden uns gleichzeitig auch mit unserer Innenwelt.

Effekt Ganz allgemein reinigt ein Augenbad Horn- und Bindehaut und befeuchtet das Auge. Besonders bei müden und trockenen sowie durch eine Allergie geplagten Augen kann ein Augenbad helfen. Es lindert leichte Reizungen und beruhigt und erfrischt die Augen. Gerade Menschen, die viel vor dem Computerbildschirm sitzen, in klimatisierten Räumen arbeiten oder Kontaktlinsen tragen, profitieren von einem Augenbad viel mehr als von der Anwendung herkömmlicher Augentropfen, denn es wirkt effektiver und pflegt die Augen ganzheitlich und lang anhaltend.

Ablauf Als Erstes benötigen Sie eine sogenannte Augenbadewanne, die Sie in jeder Apotheke erhalten. Entweder stellen Sie die Lösung, mit der die Wanne befüllt wird, selbst her, oder Sie kaufen diese ebenfalls beim Apotheker oder in einem anderen Fachgeschäft. Traditionell verwenden Sie für ein Augenbad eine Salzlösung. Lösen Sie etwa 1 g fein gemahlenes Salz (ca. 1 Msp.) in 100 ml lauwarmem Wasser auf. Weil diese Lösung die gleiche Konzentration an Kochsalz wie die Tränenflüssigkeit aufweist, brennt die Lösung nicht in den Augen. Entfernen Sie nun Ihr Make-up und Ihre Kontaktlinsen, und waschen Sie Ihre Hände gründlich. Befüllen Sie die Badewanne mit der Salzlösung. Setzen Sie die Badewanne nun so auf ein Auge, dass kein Wasser austreten kann, und legen Sie den Kopf behutsam in den Nacken. Öffnen Sie dann das Auge, und bewegen Sie den Augapfel langsam für 30 bis 60 Sekunden in alle Richtungen. Wiederholen Sie dies mit dem anderen Auge. Befüllen Sie dazu die Wanne noch einmal mit neuer Salzlösung. Mittlerweile erhalten Sie zu verschiedenen Beschwerden im Bereich der Augen auch Kräutertinkturen und Augenlotionen in Drogerien oder Apotheken. Mit einer Kräuterlösung lässt sich ein Augenbad ebenfalls hervorragend durchführen.

Als Ergänzung eignen sich wunderbar die »Augenübungen« (S. 34).

Thymusdrüse klopfen

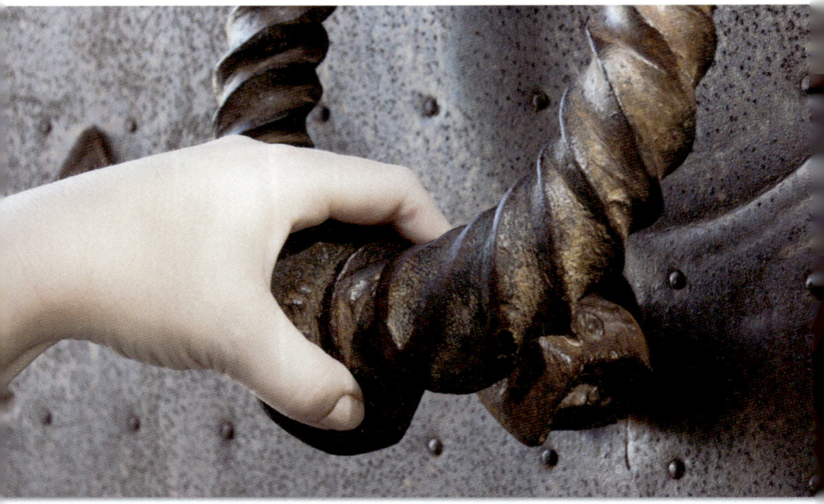

Hinter-grund Der lateinische Begriff »thymus« leitet sich vom griechischen Wort »thymos« ab, was »Lebenskraft« bedeutet. Die Thymusdrüse ist das wichtigste Organ für das menschliche Immunsystem, denn sie schüttet die Hormone zur Abwehr aus. Sie beeinflusst unsere Fähigkeit, nicht nur mit körperlichen, sondern auch mit emotionalen Belastungen und Angriffen umzugehen und diese erfolgreich abzuwehren. Der Thymus liegt in der Körpermitte hinter dem Brustbein, etwa 7 cm unter der Halsgrube.

Effekt Diese einfache Übung baut Stress und Ängste ab und stärkt die Abwehrkräfte. Sie verleiht Ihnen Mut, Tatkraft und steigert Ihre Vitalität. Auch Kinder und Jugendliche profitieren von dieser Übung. Aktivieren Sie Ihren Thymus vor einer Prüfung, einem Vorstellungsgespräch oder einem Vortrag für mehr Gelassenheit, innere Sicherheit und Selbstvertrauen.

Ablauf Setzen oder stellen Sie sich aufrecht hin. Klopfen Sie 60 Sekunden lang mit den Fingerspitzen oder mit den Fäusten auf den Thymus bzw. das Brustbein. Achten Sie dabei auf eine gleichmäßige Atmung und auf ein rhythmisches Klopfen. Passen Sie die Intensität des Klopfens Ihrem Bedürfnis und Wohlbefinden an. Sie können diese Übung mehrmals täglich wiederholen. Kinder lieben es, wie Tarzan zu brüllen, während sie die Thymusdrüse aktivieren.

Als Ergänzung empfehle ich Ihnen die Übung »Körper klopfen« (S. 28).

Füße rollen

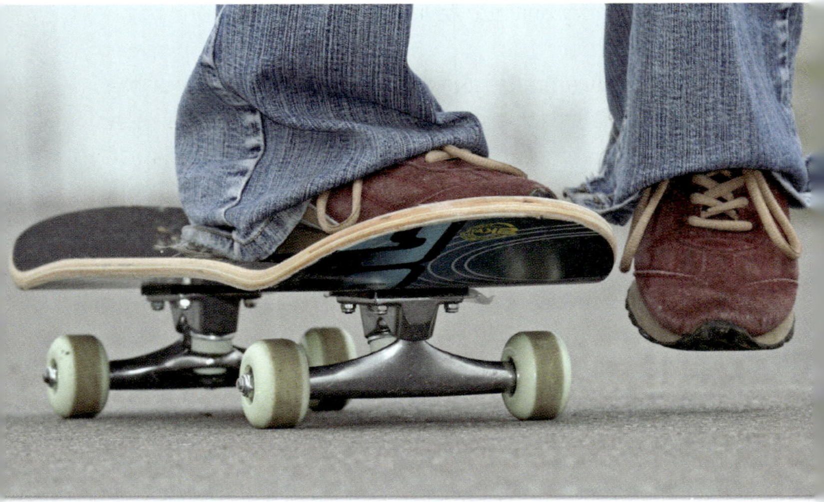

Hintergrund

Unsere Füße tragen uns durch das Leben. Ein gesunder Mensch geht etwa 10 000 Schritte pro Tag. Dies ist Grund genug, auch für unsere Füße Sorge zu tragen und ihnen die nötige Aufmerksamkeit und Erholung zu schenken. Am Fuß befinden sich sogenannte Reflexzonen. Dies sind Bereiche am ganzen Fuß, die mit Organen oder einer anderen Körperstelle über Nerven, Blutbahnen, das Lymphsystem und die Energieleitbahnen (Meridiane) in Verbindung stehen.

Zwischen Organ und Reflexzone besteht eine Wechselbeziehung. Beide sind voneinander abhängig und lassen sich gegenseitig beeinflussen.

Effekt Das Rollen der Füße verbessert nicht nur die Durchblutung der Füße, sondern auch die des Organs oder des Körperteils, der in Verbindung mit der Reflexzone steht. Eine gute Durchblutung ist lebenswichtig, denn das Blut transportiert in unserem Körper sämtliche Aufbaustoffe und Abbauprodukte, den Sauerstoff, die Hormone sowie die Antikörper (Abwehrstoffe). Durch regelmäßiges Massieren der Füße werden Ablagerungen oder Verhärtungen aus Harnsäure und anderen Schlackenstoffen abgebaut, die Selbstheilungskräfte im Körper aktiviert, das Körperbewusstsein gefördert und Spannungen und Blockaden gelöst. Zudem kräftigen Sie damit die Fußmuskulatur und halten Ihre Füße beweglich.

Ablauf Platzieren Sie einen Holzstab oder ein Kunststoffrohr auf dem flachen Boden. Der Stab sollte einen Durchmesser von 3 bis 5 cm und eine Länge von 15 bis 30 cm haben. Legen Sie eventuell eine rutschfeste Unterlage darunter, z. B. eine Gummimatte oder einen Teppich. Ziehen Sie Ihre Socken aus. Beginnen Sie die Übung mit dem linken Fuß, und rollen Sie ihn 5 Minuten lang über den Stab oder das Rohr. Massieren Sie dann den rechten Fuß. Achten Sie darauf, dass

Sie immer die ganze Fußsohle behandeln. Rollen Sie auch die Fersen, das Fußgewölbe und den Ballen kräftig. Kippen bzw. drehen Sie den Fuß auch auf die Innen- und die Außenseite. Es ist nicht ungewöhnlich, wenn anfänglich einige Stellen oder Punkte etwas mehr oder weniger schmerzen. Massieren Sie immer nur so stark, dass Sie ein entspanntes Gesicht haben und ein Lächeln auf den Lippen tragen. Je regelmäßiger Sie Ihre Füße rollen, desto schneller verschwinden die Schmerzen. Zu Beginn der Praxis ist es ratsam, die Füße täglich zu massieren.

Arme schwingen

Hintergrund

In geschichtlichen Aufzeichnungen wird der indische Mönch Bodhidharma, der Begründer des Zen- bzw. Chan-Buddhismus, als Urheber dieser einfachen, aber sehr wirkungsvollen Übung aus dem Qi Gong genannt. Nach wie vor ist diese Übung in China und Taiwan vor allem bei älteren Menschen sehr beliebt, die sich in Parkanlagen treffen und beim gemeinsamen Schwingen der Arme sogar plaudern und lachen. Diese Übung bietet viele Vorteile, denn der Praktizierende braucht wenig Platz, sie ist sehr effektiv und kann auch ohne Vorkenntnisse und Hilfsmittel ausgeführt werden.

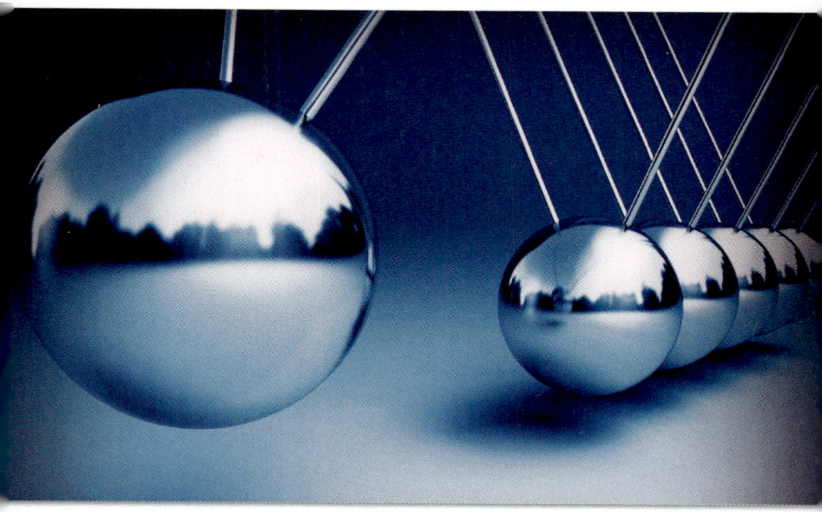

Effekt Diese einfache Übung verbessert den Energiefluss im gesamten Körper. Wirbelsäule, Schultern, Arme und Beine sowie die Muskeln des Rückens erfahren dabei eine natürliche Kräftigung und Lockerung. Der Körper entspannt sich, Blockaden werden beseitigt, und das Qi fließt ungehindert und frei. Das Schwingen der Arme wirkt sich zudem positiv auf die Atmungsorgane und das Herz-Kreislauf-System aus.

Ablauf Stellen Sie sich aufrecht hin. Ihre Füße stehen auf Hüft- oder Schulterbreite parallel zueinander. Die Kniekehlen sind gelöst, d. h. die Knie sind ganz leicht gebeugt. Alternativ können Sie sich auch auf einen Stuhl setzen, wenn Ihnen das Stehen Mühe bereitet. Lassen Sie den Atem während der ganzen Übung natürlich durch die Nase ein- und ausströmen. Beginnen Sie nun mit dem Schwingen beider Arme, indem Sie die Arme nach vorn bis auf die Höhe der Schultern anheben und dann entspannt seitlich an den Hüften vorbei nach hinten fallen lassen. Die Handrücken zeigen beim Anheben der Arme nach oben. Bewegen Sie Ihre Arme wie ein Pendel, das vor- und zurückschwingt, und entspannen Sie Ihren Geist. Üben Sie mindestens 5 Minuten lang, und achten Sie auf einen regelmäßigen, fließenden Rhythmus. Reduzieren Sie danach langsam das Tempo der Bewegung, bis die Arme wieder seitlich am Körper ruhen. Spüren Sie noch etwas nach.

Schüttelübung

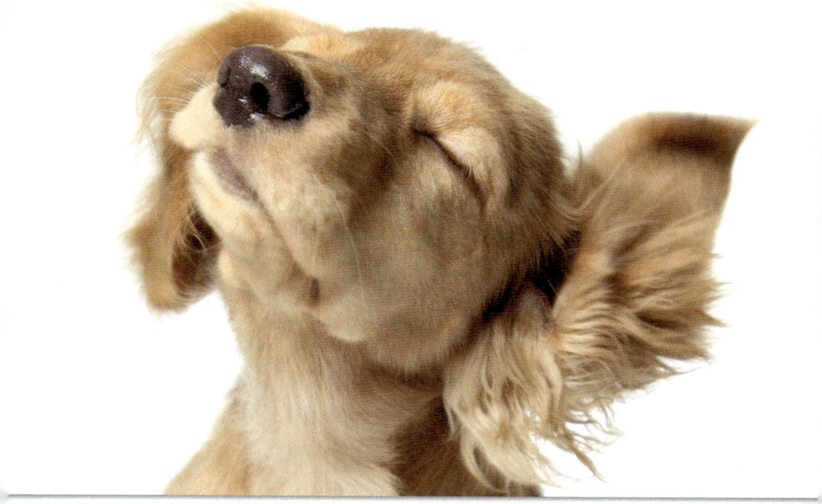

Hintergrund

Diese Übung aus dem Qi Gong ist in China und mittlerweile auch im Westen sehr bekannt und beliebt. Sie ist einfach in der Ausführung und stark in der Wirkung. In China kennt man den Satz: »Schüttle Krankheiten und Sorgen einfach ab!« Mit der Schüttelübung versucht man, die Energie im Körper wieder in den natürlichen Fluss zu bringen, neues Qi aufzunehmen und verbrauchtes Qi abzugeben.

Effekt Diese einfache Übung baut körperliche und geistige Spannungen ab. Sie wirkt reinigend, harmonisierend und stärkend. Mit ihr bahnt sich die Energie selbst den Weg durch den Körper und vertreibt Müdigkeit. Die Schüttelübung regt an und belebt und wirkt zudem heilend, vitalisierend und ausgleichend.

Ablauf Stellen Sie sich aufrecht hin. Ihre Füße stehen auf Hüft- oder Schulterbreite parallel zueinander. Die Kniekehlen sind gelöst, d. h. die Knie sind leicht gebeugt. Achten Sie auf einen stabilen Stand. Bleiben Sie während der gesamten Übung zentriert und gut geerdet. Schließen Sie die Augen, und atmen Sie leicht und natürlich durch die Nase ein und aus. Entspannen Sie die Schultern, und halten Sie Arme und Hände locker. Verweilen Sie für etwa 1 Minute in dieser Position. Beginnen Sie dann, Ihren gesamten Körper von den Beinen her zu schütteln. Die Schüttelbewegung soll ganz intuitiv erfolgen. Versuchen Sie, den ganzen Körper einzubeziehen. Schütteln Sie jeden Körperteil, jeden Muskel, jedes Organ und jede Zelle. Lassen Sie alles los, schütteln Sie alles ab, ohne Kontrolle, ohne Denken und ohne Beeinflussung. Schütteln Sie Ihren Körper mindestens 5 bis 10 Minuten lang. Verlangsamen Sie dann Ihre Bewegungen, und lassen Sie das Schütteln ausklingen. Verweilen Sie für ein paar Minuten in kompletter Ruhe und Stille, und spüren Sie nach. Praktizieren Sie diese Übung 1 Mal täglich.

Heißes Wasser trinken

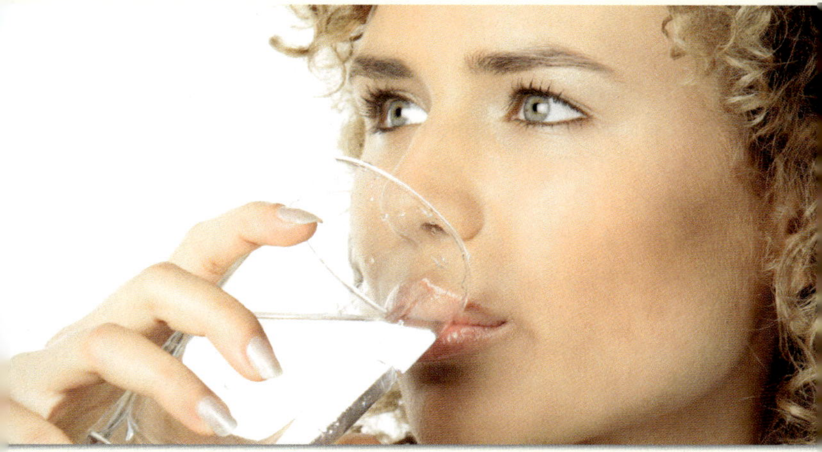

Hintergrund

Wasser ist ein Lebenselixier. Regelmäßig heißes Wasser zu trinken, ist sehr gesund und steigert das Wohlbefinden ungemein, denn es erfrischt und belebt. Wassermangel zeigt sich schnell in Müdigkeit, Konzentrationsverlust und Reizbarkeit. Da der Körper zu rund 75 % aus Wasser besteht, wird es sehr gut aufgenommen, verwertet und ausgeschieden. Regelmäßiges Trinken von heißem Wasser entlastet Nieren und Leber und füllt die Flüssigkeitsspeicher des Körpers wieder auf.

Effekt Heißes Wasser über den Tag verteilt zu trinken, aktiviert den Stoffwechsel, unterstützt die Entschlackung, stärkt die Verdauungsorgane und regt zudem die Verdauung an. Es wärmt unsere Mitte, fördert die Entgiftung, reduziert Übergewicht, regt die Entwässerung an und unterstützt die Vitalität und die Spannkraft der Haut. Nach einer gewissen Zeit stellt sich wieder ein normales und gesundes Durst- und Hungergefühl ein. In China vertritt man die Ansicht, dass (übermäßiger) Hunger oft ein falsch verstandenes Signal für Durst ist.

Ablauf Bringen Sie 2 Liter Wasser zum Kochen, und lassen Sie es etwa 10 Minuten lang sprudelnd weiterköcheln. Füllen Sie das Wasser in eine Thermoskanne, und trinken Sie über den Tag verteilt mindestens 8 Mal 200 ml davon. Beginnen Sie bereits am Morgen, und nehmen Sie auf nüchternen Magen 200 bis 500 ml Wasser zu sich.

Wechselatmung

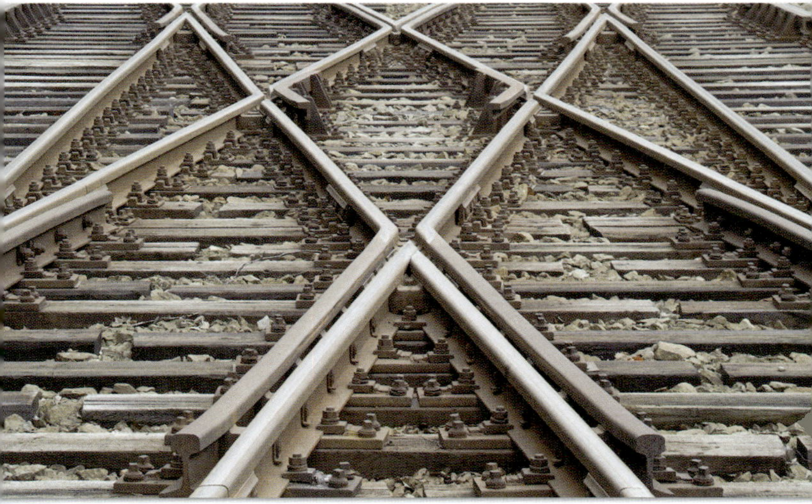

Hintergrund

Der Atem gilt seit Urzeiten als Brücke zwischen Körper und Geist. Wir alle haben unseren individuellen Atemrhythmus. Normalerweise atmen wir unbewusst und haben deshalb nur wenig Kontrolle über unseren Körper, unseren Geist und unser Energiesystem. Wenn wir wieder lernen, bewusst zu atmen, können wir nicht nur Einfluss auf unsere Atmung, sondern auch auf unseren Geist und unsere Energie nehmen.

Effekt Diese Atemübung reinigt das Energieleitsystem, beseitigt Blockaden, fördert die Konzentration, wirkt ausgleichend, zentrierend und harmonisierend. Die Wechselatmung beugt Erkältungskrankheiten, Allergien, Asthma und Heuschnupfen vor, erhöht die Lungenkapazität und trainiert das Herz und den Kreislauf. Sie beruhigt die Nerven, stärkt die innere Ruhe, und fördert auf diese Weise die körperliche und geistige Balance.

Ablauf Setzen Sie sich aufrecht auf einen Stuhl oder auf ein Kissen auf dem Boden. Üben Sie nie unter Zeitdruck oder mit vollem Magen. Säubern Sie zuerst Ihre Nase, und halten Sie für alle Fälle ein Taschentuch bereit. Verschließen Sie mit dem Daumen der rechten Hand das rechte Nasenloch und mit dem Ringfinger und dem kleinen Finger derselben Hand das linke Nasenloch vollständig. Mittel- und Zeigefinger der rechten Hand sind so gebeugt, dass die Fingerspitzen die Handfläche berühren. Das ist die Fingerhaltung für die Wechselatmung. Atmen Sie noch einmal bewusst durch beide Nasenlöcher tief ein und aus. Atmen Sie dann ein, und verschließen Sie mit dem Daumen das rechte Nasenloch. Atmen Sie durch das linke Nasenloch aus. Atmen Sie ohne Pause wieder durch das linke Nasenloch ein, und verschließen Sie das linke Nasenloch. Nun sind beide Nasenlöcher verschlossen. Halten Sie den Atem an, allerdings ohne dabei außer Atem zu kommen. Lösen Sie dann den Daumen, und atmen Sie durch das rechte Nasenloch aus. Atmen Sie ohne Pause durch das rechte Nasenloch wieder ein, und verschließen Sie es wieder. Machen Sie eine kurze Atempause, ohne außer Atem zu kommen. Lösen Sie Ringfinger und kleinen Finger, und atmen Sie durch das linke Nasenloch aus. Sie haben nun eine Runde der Wechselatmung gemacht. Praktizieren Sie mindestens 8 Runden, und spüren Sie noch einige Minuten nach.

Als Ergänzung eignen sich wunderbar die Übungen »Langes-Leben-Atmung« (S. 71) und »Hummelatmung« (S. 75).

Urschrei

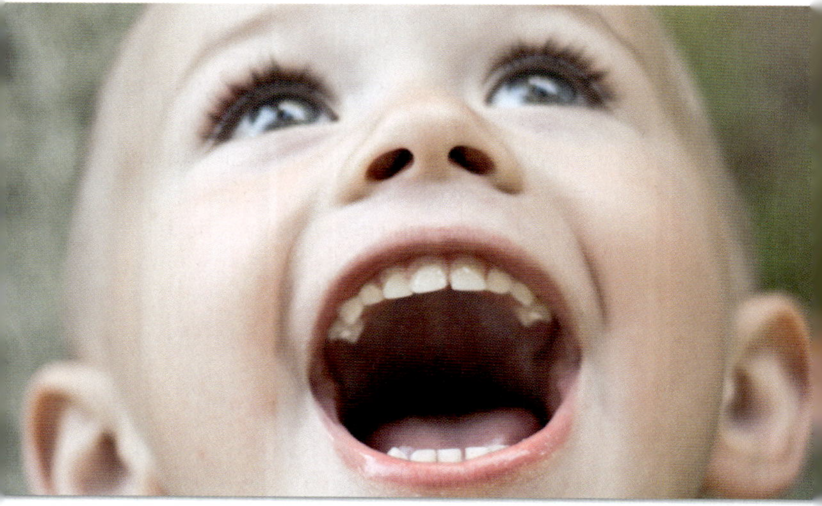

Hinter-grund Einmal so richtig Dampf abzulassen, ist für ein harmonisches Gleichgewicht sehr wichtig. Denn nur allzu oft »fressen« Menschen ihren Kummer und ihre Sorgen in sich hinein und »schlucken« ihre Wut und ihren Ärger hinunter. Sie richten damit die Energie nicht nur gegen sich selbst, sondern verkrampfen und blockieren auch ihren Körper und ihren Geist. Schreien hingegen setzt die Fähigkeit des Loslassens und des Vertrauens voraus. Wer sich traut, laut zu brüllen, befreit sich nicht nur von angestauten Gefühlen und Empfindungen, sondern gewinnt auch an Selbstvertrauen, Klarheit und Energie.

Effekt Ein herzhafter Schrei aus dem Bauch heraus entspannt, löst blockierte Energien und aufgestaute Emotionen und befreit uns von körperlichen Schmerzen. Solch ein Urschrei reduziert Stress und Muskelspannung. Er hilft dabei, Ängste abzubauen, und unterstützt das Loslassen auf körperlicher und geistiger Ebene.

Ablauf Suchen Sie einen Ort auf, an dem Sie unbeobachtet und frei schreien können, z. B. in einem abgelegenen Waldstück, in den Bergen, an einem Wasserfall, am Meer oder im Auto. Sie können auch gegen den Wind schreien. Vergegenwärtigen Sie sich Ihren Schmerz, Ihren Frust oder Ihre Wut. Atmen Sie tief ein, und schreien Sie aus voller Kehle alles heraus, was Sie belastet, bedrückt oder einengt. Wiederholen Sie die Übung so oft, bis Sie sich freier, frischer, klarer, wohler und entspannter fühlen.

Ergänzend empfehle ich Ihnen die Übung »Tiefenentspannung – Shavasana« (S. 83).

Körper klopfen

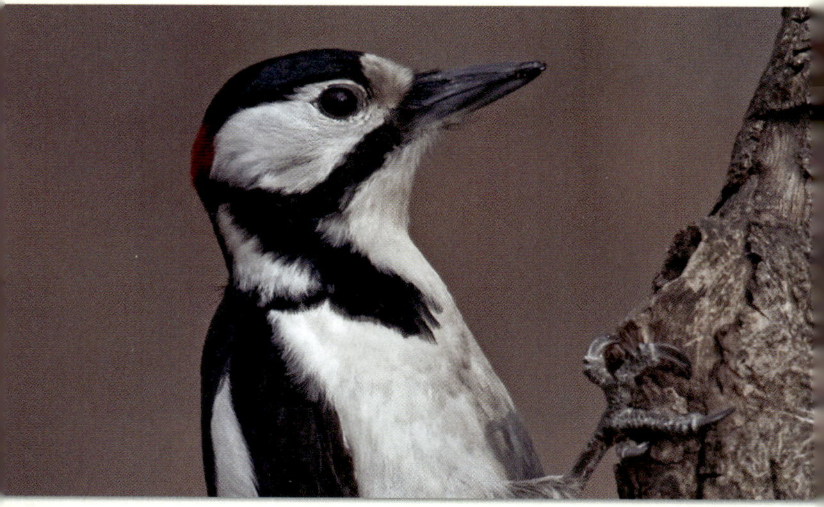

Hintergrund Der chinesische Begriff »Qi Gong« bezeichnet die Arbeit mit dem Qi, und diese beinhaltet bewegte und stille Energieübungen. Das Klopfen des Körpers gehört zu den einfachsten Qi-Gong-Übungen. Es ist eine wirkungsvolle Gesundheitspflege, und man braucht zudem wenig Zeit und Platz und keine Hilfsmittel zur Ausübung. Die Kultivierung der eigenen Energie ist essenziell. Nur so können frühzeitig Energieblockaden erkannt und aufgelöst werden. In China und

Taiwan wird diese Übung für körperliche und geistige Harmonie auch als Klopfmassage bezeichnet. Anstelle der flachen Hand nehmen Geübte ein kleines zusammengeschnürtes Bündel aus Bambusstöcken, um die Wirkung des Klopfens im Körper zu erhöhen. Auch kleine mit Sand gefüllte Säckchen kommen bei der Klopfmassage zum Einsatz.

Effekt Diese Übung verbessert die Durchblutung und fördert den Qi-Fluss. Sie belebt und aktiviert den gesamten Körper und pflegt die Gesundheit. Nach dem Klopfen fühlen Sie sich gelöst, entspannt und erfrischt, und Ihre positive Kraft ist erweckt.

Ablauf Stellen Sie sich aufrecht hin. Ihre Füße stehen auf Hüft- oder Schulterbreite parallel zueinander. Die Kniekehlen sind gelöst, d. h. die Knie sind ganz leicht gebeugt. Alternativ können Sie sich auch auf einen Stuhl setzen, wenn Ihnen das Stehen Mühe bereitet. Lassen Sie den Atem während der ganzen Übung natürlich durch die Nase ein- und ausströmen. Klopfen Sie nun mit der leicht gewölbten Handfläche Ihren ganzen Körper ab. Beginnen Sie mit den Schultern und den Armen. Gehen Sie weiter zur Brust, zum Bauch, zu den Hüften und zum Rücken. Klopfen Sie dann auch Gesäß und Beine ab. Selbstverständlich können Sie dabei die klopfende Hand wechseln. Alternativ zum Klopfen können

Sie empfindliche Stellen wie die Gelenke oder den Bauch auch mit der flachen Hand stark reiben. Spüren Sie dann noch etwas nach.

Als wohltuende Ergänzung empfehle ich Ihnen vor oder nach dem Klopfen die Übungen »Gesicht waschen« (S. 30) und »Thymusdrüse klopfen« (S. 12).

Gesicht waschen

Hintergrund Auch diese Übung gehört in die Kategorie der sehr leichten, aber effizienten Qi-Gong-Übungen, die die natürliche Harmonie von Körper und Geist wiederherstellen. Das Gesicht wird während des »Waschens« mit frischer Energie versorgt, und Blockaden und Ermüdungserscheinungen werden beseitigt.

Effekt Diese Übung belebt und verjüngt das Gesicht und stärkt den Qi-Fluss und das Wohlbefinden. Sie macht wach, fördert klares und konzentriertes Denken und entspannt den Geist.

Ablauf Setzen oder stellen Sie sich aufrecht hin. Brillenträger legen Ihre Brille ab. Lassen Sie Ihren Atem während der ganzen Übung natürlich

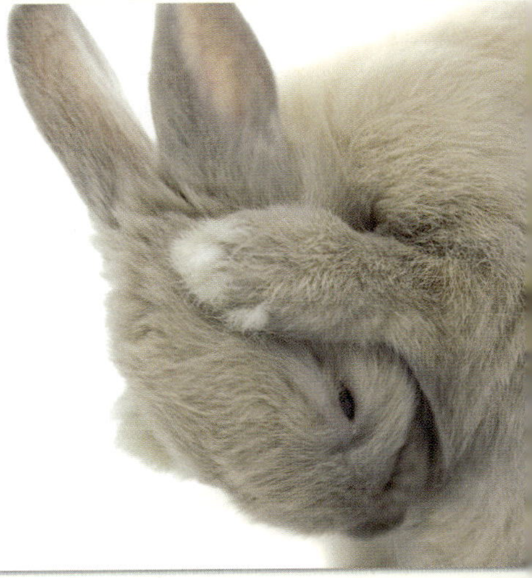

durch die Nase ein- und ausströmen. Reiben Sie die Handflächen so lange aneinander, bis eine angenehme Wärme entsteht. Stellen Sie sich Ihre Hände jetzt als einen Waschlappen vor. »Waschen« oder reiben Sie mit der warmen Handfläche kräftig Ihr ganzes Gesicht. Wenn Sie mögen, können Sie auch Nacken und Hals einbeziehen. Sie können diese Übung täglich so oft wiederholen, wie Sie mögen.

Mit den beiden kurzen Übungen »Ohrmassage« (S. 58) und »Haare kämmen« (S. 68) steigern Sie Ihr Wohlbefinden merklich.

Ölziehen

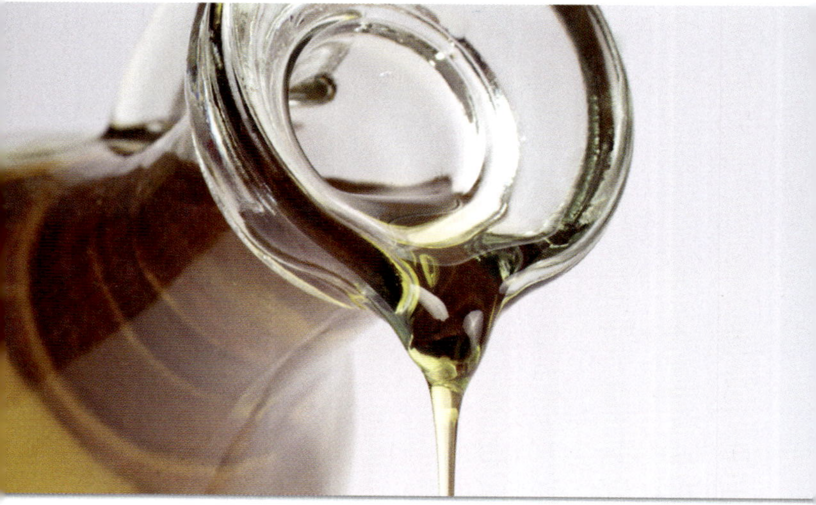

Hintergrund Das Ölziehen, auch Ölsaugen genannt, wurde im 20. Jahrhundert durch die russische Volksmedizin wiederentdeckt. Die Wurzeln dieser einfachen, kostengünstigen und wirkungsvollen Heilmethode liegen in Indien und Tibet.

Effekt Eine richtig durchgeführte Ölkur, bei der 1 Mal täglich 4 Wochen lang Öl gezogen wird, reinigt, entgiftet und entschlackt den Körper. Das Ölsaugen leitet Giftstoffe aus dem Körper, aktiviert das Lymphsystem und stärkt das Immunsystem. Es hilft bei Hautproblemen, Kopf- und Zahnbeschwerden, Gelenk- und Muskelschmerzen, Darm-, Leber- und Nierenleiden sowie allgemeinen Verdauungsbeschwerden.

Ablauf Nehmen Sie direkt nach dem Aufstehen auf nüchternen Magen 1 EL naturbelassenes kaltgepresstes Sonnenblumenöl in den Mund. In anderen Traditionen verwendet man auch Oliven- oder Sesamöl. Kauen Sie das Öl, und ziehen Sie es durch die Zähne, ohne es zu schlucken. Kauen und ziehen Sie das Öl so lange, bis es seine Konsistenz und seine Farbe verändert. Zuerst ist das Öl hellgelb und leicht. Nach der Anwendung ist es milchig-trüb und zähflüssig. Normalerweise dauert dies 10 bis 20 Minuten. Dann können Sie das Öl in die Toilette spucken. Achten Sie unbedingt darauf, dass Sie kein Öl hinunterschlucken, denn die Giftstoffe sollen Ihren Körper verlassen. Spülen Sie anschließend den Mund mit warmem Wasser, reinigen Sie die Zunge, und putzen Sie die Zähne.

Ergänzend empfehle ich Ihnen die Übung »Zunge reinigen« (S. 100).

Augenübungen

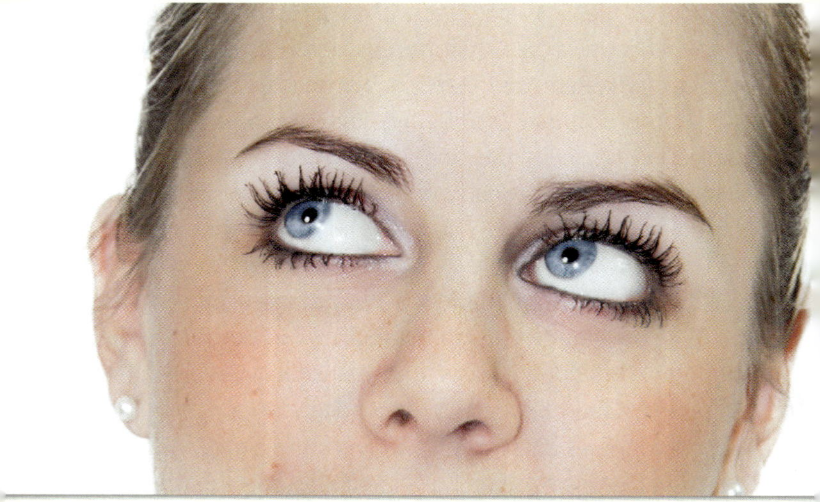

Hintergrund

Muskeln wollen und sollen sinnvoll bewegt werden, denn nur so bleiben sie gesund und können ihrer natürlichen Aufgabe nachgehen. Jedes Auge wird von sieben Muskeln bewegt. Rund 90 % der Sinneseindrücke nehmen wir mit unseren Augen wahr. Dies ist Grund genug, den Augen zwischendurch immer wieder eine Pause und etwas Erholung zu gönnen. Unsere Augen werden vor allem durch die lange Bildschirmarbeit belastet, und das kann zu Verspannungen, Augenbrennen, trockenen Augen, Sehverschlechterungen sowie zu Kopf- und Nackenschmerzen führen. Auch das stundenlange Arbeiten an Smartphones und exzessives Fernsehen schaden langfristig den Augen. Deshalb ist es wichtig, dass die Augenmuskulatur regelmäßig trainiert, aber auch entspannt wird.

Effekt Diese Übungen trainieren die Augenmuskulatur. Mit ihnen erhalten und verbessern Sie Ihre Sehkraft. Sie helfen zudem bei müden und trockenen Augen und bringen das Qi wieder zum Fließen.

Ablauf 1. Reiben Sie Ihre Handflächen so lange fest aneinander, bis eine angenehme Wärme entsteht. Legen Sie die Handflächen ganz sanft für etwa 30 Sekunden über die geschlossenen Augen. Ihre Augen werden die Wärme und die Dunkelheit genießen.
2. Gähnen Sie nun herzhaft ein paar Mal hintereinander. Auf diese natürliche Weise befeuchten Sie Ihre Augen. Alternativ oder ergänzend können Sie schnell und viel blinzeln.
3. Halten Sie Ihren Kopf gerade, und blicken Sie 8 Mal so weit wie möglich nach links, danach nach rechts. Dann schauen Sie 8 Mal noch oben und anschließend nach unten. Lassen Sie jetzt Ihre Augen 8 Mal in beide Richtungen kreisen. Zum Abschluss beschreiben Sie 8 Mal mit beiden Augen gleichzeitig eine liegende Acht.

4. Lassen Sie Ihren Blick durchs Zimmer wandern, und fokussieren Sie Gegenstände in unterschiedlicher Entfernung.
5. Blicken Sie dann aus dem Fenster. Schauen Sie in die Weite und danach auf einen Gegenstand direkt vor dem Fenster. Lassen Sie Ihren Blick noch einmal in die Ferne schweifen.
6. Wiederholen Sie die Punkte 1 und 2.
7. Schließen Sie zum Ausklang der Übungen Ihre Augen für ein paar Sekunden oder Minuten.

Als Ergänzung empfehle ich Ihnen das »Augenbad« (S. 9).

Energiedrink

Hintergrund

Dieser Energiedrink stammt aus dem Ayurveda, der indischen Gesundheitslehre und Heilkunst, und schmeckt köstlich. Der Saft ist schnell und einfach zubereitet und gut bekömmlich.

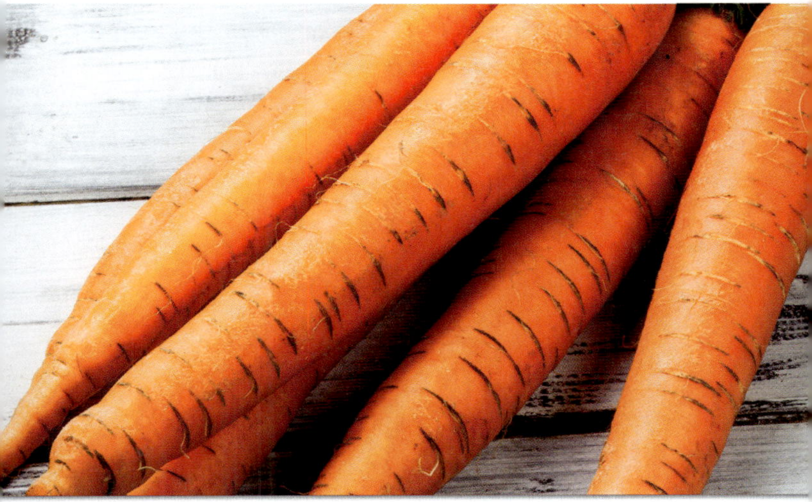

Effekt

Ingwer gilt als König der ayurvedischen Gewürze. Er stärkt das Verdauungsfeuer, pflegt die Darmflora, senkt den Cholesterinspiegel und den Blutdruck, wirkt wärmend und anregend, leitet Giftstoffe aus und wirkt unterstützend und stärkend bei Erkältungskrankheiten. Rote Bete enthält viele wertvolle Vitamine. Sie hat einen hohen Eisengehalt und ist blut- und darmreinigend. Karotten zeichnen sich durch ihren hohen Anteil an Vitaminen, Nähr- und Ballaststoffen aus. Kardamom wirkt verdauungsfördernd, neutralisiert Schleim und wirkt sich stärkend auf die Lebenskraft aus, fördert klares Denken und beseitigt Müdigkeit. Zitronen enthalten viel Vitamin C. Die Säure belebt und regt an und unterstützt die Abwehrkräfte sowie die Verdauung. Ahornsirup ist ein wunderbarer Energielieferant, wenn man sich müde und kraftlos fühlt.

Zutaten

- 3 Karotten
- 1 Rote Bete
- 1 cm dicke Scheibe frische Ingwerwurzel
- ½ EL Zitronensaft
- 1 Prise Kardamom
- ½ EL Ahornsirup

Zubereitung

Entsaften Sie die Karotten, die Rote Bete und den Ingwer. Geben Sie dann den Zitronensaft, den Kardamom und den Ahornsirup dazu, und rühren Sie alles einmal um. Genießen Sie diesen Energiedrink sofort.

Kraftwort OM

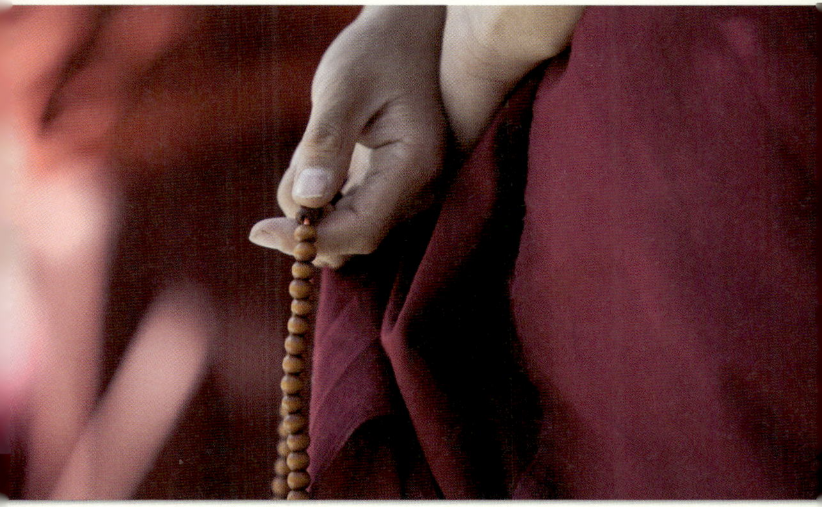

Hintergrund OM (AUM) ist ein Mantra, ein Wort der Kraft. Es ist der kosmische Urlaut, der transzendente Urklang. OM ist der Klang des Absoluten und symbolisiert die Einheit allen Seins.

Effekt Das Rezitieren oder Singen des Wortes OM fördert das innere Gleichgewicht und die Konzentrationsfähigkeit. Es stärkt die Urenergie und die Klarheit und hilft gegen Depressionen. Zudem führt es zu innerer Ruhe und Harmonie und verleiht Kraft und Energie. Das Mantra OM bringt Körper und Geist in die Gegenwart zurück und verbindet beide miteinander.

Ablauf

Setzen Sie sich auf ein Kissen auf dem Boden oder auf einen Stuhl, oder stehen Sie aufrecht. Schließen Sie die Augen, und atmen Sie ein paar Mal bewusst ruhig und tief ein und aus. Nehmen Sie Ihren Körper und Ihre mentale Verfassung wertfrei wahr. Atmen Sie nun ganz tief ein. Während Sie ausatmen, singen Sie das Wort OM. Versuchen Sie, so lange wie möglich auszuatmen, ohne sich dabei zu verkrampfen oder außer Atem zu kommen. Wiederholen Sie dies mindestens 5 Mal. Kehren Sie dann zu Ihrer natürlichen Atmung zurück, und spüren Sie nach. Sie können das Chanten (Rezitieren) täglich so oft wiederholen, wie Sie möchten. Je länger Sie üben, desto stärker ist die Wirkung.

Rückwärtsgehen

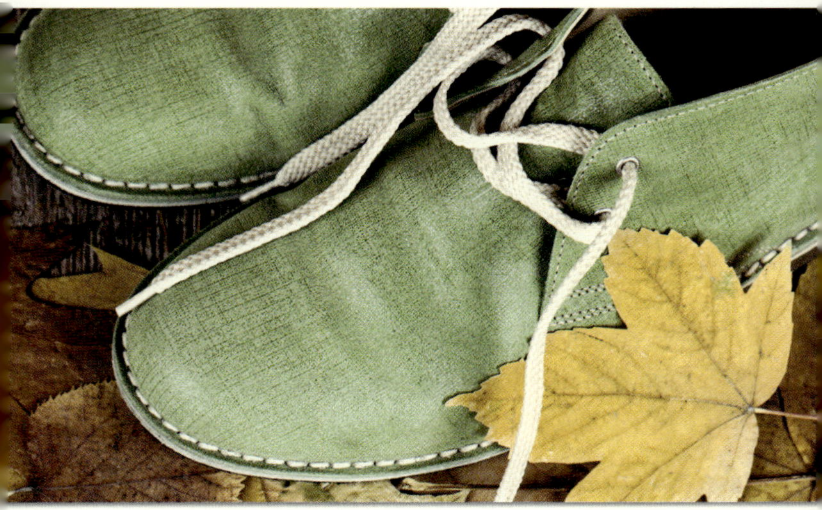

Hintergrund Normalerweise bewegen wir uns immer vorwärts. Doch es tut uns gut, einfach einmal die Blickrichtung zu wechseln und andere Muskelgruppen zu benutzen. Eine neue Perspektive einzunehmen, schult die Sinne enorm. Ein asiatisches Sprichwort heißt: »100 Schritte rückwärts bringen mehr als 1000 Schritte vorwärts.« Das Rückwärtsgehen ist vor allem bei den Chinesen und Japanern sehr beliebt. Es wird in Gruppen oder auch allein geübt. Man läuft gerade oder im Kreis, und Fortgeschrittene gehen sogar rückwärts die Treppen hoch. Auch in anderen Systemen, zum Beispiel im Yoga, kennt man Umkehrhaltungen und ihre positiven Auswirkungen auf den Praktizierenden.

Effekt Diese Übung schult die Koordinations- und Konzentrationsfähigkeit und verbindet linke und rechte Gehirnhälfte miteinander. Sie stärkt alle Sinne, erhöht die Vorstellungskraft und baut Muskeln auf, die beim Vorwärtsgehen vernachlässigt werden. Rückwärtsgehen schult unser Hörvermögen und verbessert das Gleichgewicht, und zudem profitieren Rücken, Knie und Hüfte. Es dreht den normalen Fluss der Dinge um und hat eine positive und aufbauende Wirkung auf das Energieleitsystem im gesamten Körper. Auf den Geist wirkt diese Übung entspannend, ausgleichend und wohltuend.

Ablauf Achten Sie zu Beginn Ihrer Praxis darauf, dass Sie in einem geschützten Umfeld üben. Schieben Sie gefährliche Gegenstände zur Seite, und halten Sie sich von Straßen oder unübersichtlichen Orten fern. Beginnen Sie mit kleinen langsamen Schritten, und laufen Sie in einem großen Kreis. Vermeiden Sie es dabei, andauernd den Kopf nach hinten zu drehen. Versuchen Sie, zu hören und zu fühlen, wie und wo Sie laufen. Mit zunehmender Übung und Vertrauen in Ihre Fähigkeiten können Sie auch längere gerade Strecken rückwärts im Freien gehen. Achten Sie immer auf eine ruhige und entspannte Atmung. Gehen Sie so lange, wie Sie sich wohlfühlen und sich weder körperlich noch geistig verkrampfen.

Fingerspiel: Schmetterling

Hintergrund Der erwachsene Mensch besteht aus 206 Knochen. Jede Hand hat 27 Knochen, somit liegt ein Viertel aller Knochen unseres Körpers in unseren beiden Händen. Die Traditionelle Chinesische Medizin (TCM) macht sich dieses Wissen zunutze und hat ein spezielles Qi-Gong-Fingersystem entwickelt, das die Gesunderhaltung und den Genesungsprozess von Körper und Geist positiv unterstützt und fördert.

Effekt Diese einfache Übung stärkt das Herz und das Herz-Kreislauf-System. Sie erfrischt den Geist, trainiert das Gehirn und aktiviert die Energie und den Qi-Fluss im gesamten Körper.

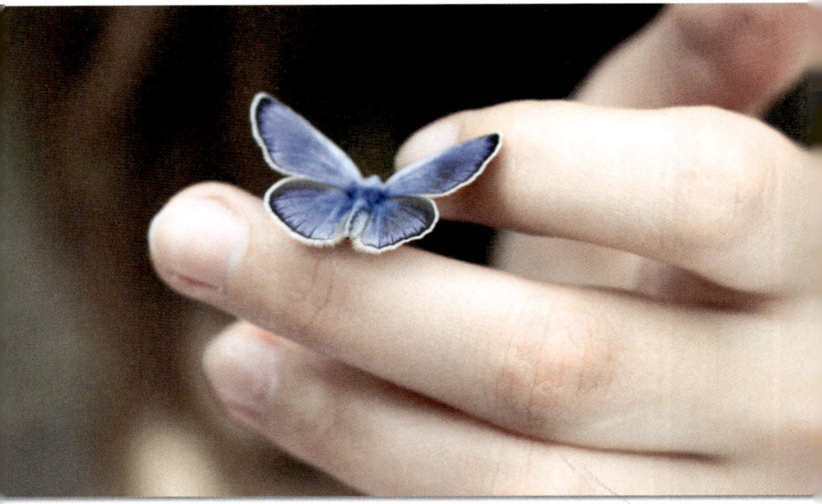

Ablauf Legen Sie beide Handflächen flach vor der Brust aneinander. Die Fingerspitzen zeigen nach oben. Spreizen Sie die Finger leicht. Bewegen bzw. verschränken Sie nun die kleinen Finger miteinander und zwar abwechselnd so, dass einmal der rechte und einmal der linke Finger außen bzw. oben liegt. Wiederholen Sie dies 10 Mal. Wiederholen Sie diese Bewegung mit dem Ring-, dem Mittel-, dem Zeigefinger und dem Daumen. Verschränken Sie jedes Fingerpaar 10 Mal. Atmen Sie dabei ruhig und regelmäßig, und entspannen Sie Ihre Gesichtsmuskulatur. Sie können das Fingerspiel im Sitzen, im Stehen oder sogar im Gehen üben.

Stehen wie ein Baum

Hintergrund

Diese Übung geht auf den Gelben Kaiser zurück, der vor über 4000 Jahren in China gelebt hat, und wird bis heute in den chinesischen Kampfkünsten und Heilsystemen angewendet. Das Wie-ein-Baum-Stehen gilt dabei als wichtige energetische Grundlage. Meister verschiedener Systeme lassen ihre Schüler meist Wochen oder Monate diese Haltung üben, bevor sie bewegte Formen aus dem Qi Gong, dem Taiji Quan oder dem Wu Shu (Kung Fu) unterrichten.

Effekt

Stehen wie ein Baum stärkt die Knochen, die Abwehrkräfte, die Ausdauer und die Konzentrationsfähigkeit sowie das Herz und den Kreislauf. Diese stille Übung entspannt und beruhigt den Geist und steigert die Sauerstoffzufuhr in den Zellen sowie die Energie im ganzen Körper. Die Atemfrequenz verlangsamt sich beim Praktizieren, und körperliche und geistige Blockaden werden aufgelöst. Ganz allgemein spricht man von den fünf Regulationen, die diese Übung bewirkt: die Regulation des Körpers, die der Atmung, die des Geistes, die des Bewusstseins (der Vorstellung) und die der Energie.

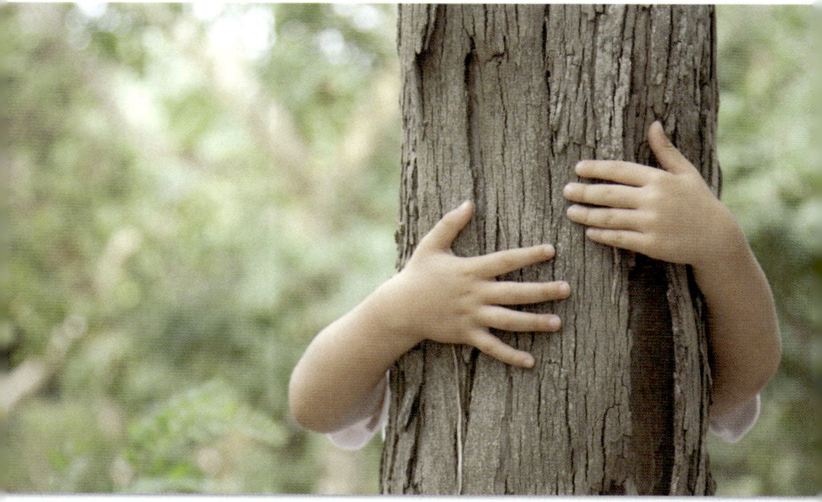

Ablauf Stellen Sie sich aufrecht hin. Ihre Füße stehen auf Hüft- oder Schulterbreite parallel zueinander auf dem flachen Boden. Die Beine sind leicht gebeugt, die Kniekehlen sind entspannt. Kippen Sie das Becken so weit, dass Sie nicht ins Hohlkreuz fallen. Ihre gesamte Wirbelsäule ist nun aufrecht. Die normale Doppel-S-Krümmung ist gelöst, damit das Qi während der Übung besser fließen kann. Ziehen Sie das Kinn sanft zurück, sodass auch die Halswirbelsäule gerade ist. Ihre Gesichtszüge sind entspannt. Atmen Sie durch die Nase. Heben Sie nun die Arme vor der Brust an. Die Handflächen zeigen zum Oberkörper und befinden sich etwa auf der Höhe des Brustbeins. Die Finger weisen zueinander. Die

Ellenbogen zeigen nach außen. Versuchen Sie, Ihre Schultern so entspannt wie möglich zu halten. Stellen Sie sich vor, dass Sie einen kräftigen Baum umarmen oder einen großen Ball in den Armen halten. Bleiben Sie zu Beginn des Trainings etwa 1 Minute regungslos stehen. Erhöhen Sie die Übungszeit später bis auf 10 Minuten. Senken Sie danach langsam die Arme, und bringen Sie sie zurück an die Seite des Körpers. Entspannen Sie sich, und spüren Sie noch etwas nach.

Kraft des Lächelns

Hintergrund

Ein indisches Sprichwort heißt: »Das Lächeln, das du aussendest, kehrt zu dir zurück.« Auch in alten taoistischen Überlieferungen wird dem Lächeln eine starke positive Wirkung auf Körper und Geist zugeschrieben. Die Kraft des bewussten Lächelns kann die Energien im Körper wieder zum Fließen bringen und dem Geist Trost, Ruhe, Heiterkeit und positive Gedanken schenken.

Effekt

Mit dieser einfachen, aber sehr wirkungsvollen Technik steigern Sie Ihre Energie und bringen sie wieder zum Fließen. Diese Übung beeinflusst Ihre körperliche und geistige Konstitution und hilft Ihnen dabei, Ihre Emotionen, Ihre Gefühle und somit Ihr inneres Gleichgewicht wieder in Balance und Harmonie zu bringen. Lächeln Sie sich glücklich, denn innerer und äußerer Frieden beginnen mit einem Lächeln.

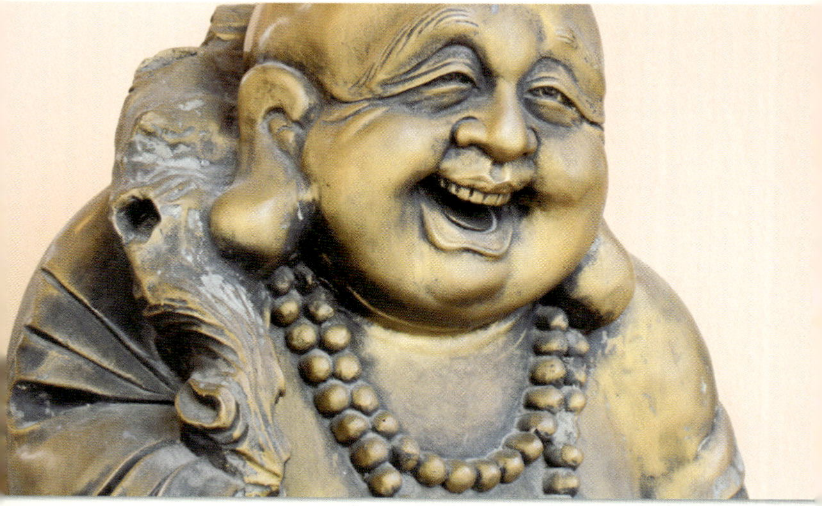

Ablauf Setzen Sie sich aufrecht auf einen Stuhl oder auf ein Kissen auf den Boden. Schließen Sie die Augen. Atmen Sie natürlich und ruhig durch die Nase ein und aus. Beginnen Sie nun zu lächeln. Ihr Gehirn nimmt die Muskelaktivität in Ihrem Gesicht wahr und produziert Glückshormone, egal ob das Lächeln »natürlich und real« oder »absichtlich und erdacht« ist. Sie werden feststellen, dass sich in Ihnen etwas verändert. Übertragen Sie diese positive Energie nun auf Ihren gesamten Körper. Versuchen Sie, 1 bis 3 Minuten zu lächeln. Überprüfen Sie sich auch während des Tages, und lächeln Sie zwischendurch immer wieder einmal ganz bewusst.

Als Ergänzung empfehle ich Ihnen die Übung »Emotionen in Balance« (S. 66).

Fingernägel reiben

Hintergrund

Normalerweise pflegen wir unsere Nägel, indem wir sie säubern, schneiden und feilen. Wir befreien sie von Nagelhäutchen und verwöhnen sie mit einem Pflegemittel oder mit Nagelöl. Zur Verschönerung werden die Nägel noch mit buntem oder neutralem Lack bemalt, aber meist wird die energetische Pflege vergessen. Im Qi Gong gibt es eine einfache Methode, mit der sich das Qi der Fingernägel stärken lässt.

Effekt

Diese Übung fördert die Durchblutung und aktiviert die Nerven sowie die Hirntätigkeit. Sie unterstützt das Nagelwachstum, stärkt die Nägel und kräftigt die Kopfhaare. Außerdem wird die

Energie in Fingern, Händen, Armen und Schultern aktiviert, und Blockaden sowie Verspannungen werden beseitigt.

Ablauf Legen Sie die Fingernägel aufeinander, Daumennagel auf Daumennagel, Nagel des Zeigefingers auf den Nagel des Zeigefingers usw. Ihre Hände sind dabei fast zu Fäusten geschlossen. Reiben Sie alle Fingernägel zur gleichen Zeit 3 bis 5 Minuten lang, und spüren Sie nach.

Als Ergänzung können Sie das »Fingerspiel: Schmetterling« (S. 43) ausprobieren.

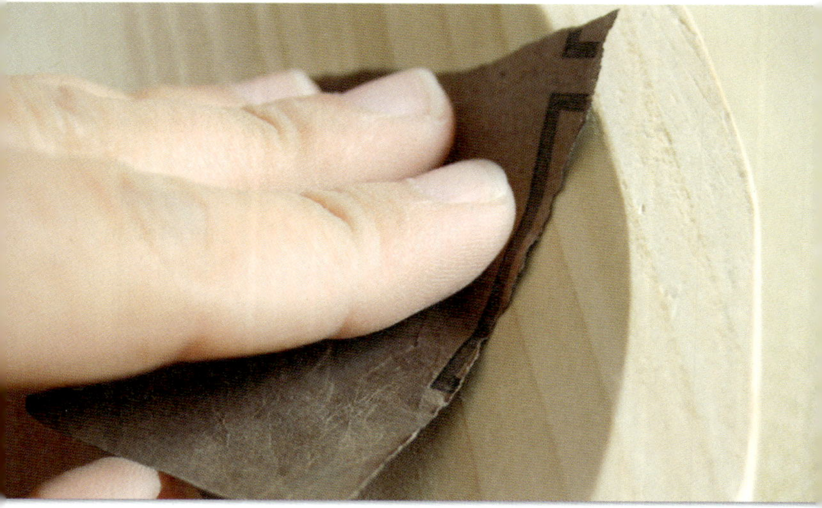

Bauchmassage

Hintergrund Der Bauch gilt in den meisten asiatischen Heilsystemen als Zentrum des Körpers und Sitz der Lebensgeister, außerdem als Zentrum der inneren Kraft und Quelle unserer Lebensenergie. Er wird auch als Sammelbecken der Emotionen, Empfindungen und Gefühle bezeichnet, und man sagt, dass intuitive Entscheidungen aus dem »Bauchhirn« heraus entstehen. Im Bauch liegt zudem ein wichtiges Energiezentrum, das im Chinesischen »Dantian«, im Japanischen »Hara« und im Indischen »Manipura-Chakra« genannt wird.

Effekt Die Bauchmassage wirkt entspannend, wärmend, entgiftend und entkrampfend. Sie verbessert die Durchblutung des Bauchraums und fördert den Schlaf, die innere Ruhe, die Zufriedenheit sowie die geistige Klarheit und Zentriertheit.

Ablauf Diese Übung können Sie im Sitzen, Stehen oder Liegen durchführen. Reiben Sie die Hände mit einigen Tropfen Oliven- oder Mandelöl ein. Achten Sie darauf, dass Sie warme Hände haben. Sollte dies nicht der Fall sein, reiben Sie sie so lange aneinander, bis sie angenehm warm sind. Legen Sie nun beide Hände auf Ihren Bauch, und halten Sie einen Moment inne. Starten Sie die Massage, indem Sie im Uhrzeigersinn kleine Kreise um den Bauchnabel ziehen. Lassen Sie dann die Kreise immer größer werden, bis Sie die Rippenbögen und das Schambein erreichen. Versuchen Sie, mit den ganzen Handflächen zu massieren. Kreisen Sie insgesamt 36 Mal mit kräftigem Druck im Uhrzeigersinn nach außen. Die Kreise werden dabei größer. Im Anschluss beschreiben Sie 24 Mal mit sanftem Druck Kreise gegen den Uhrzeigersinn nach innen. Die Kreise werden dabei wieder kleiner. Legen Sie Ihre Hände nun 2 bis 3 cm unter dem Bauchnabel übereinander, und lassen Sie sie dort für ein paar Minuten ruhen. Wiederholen Sie die Übung 2 bis 3 Mal.

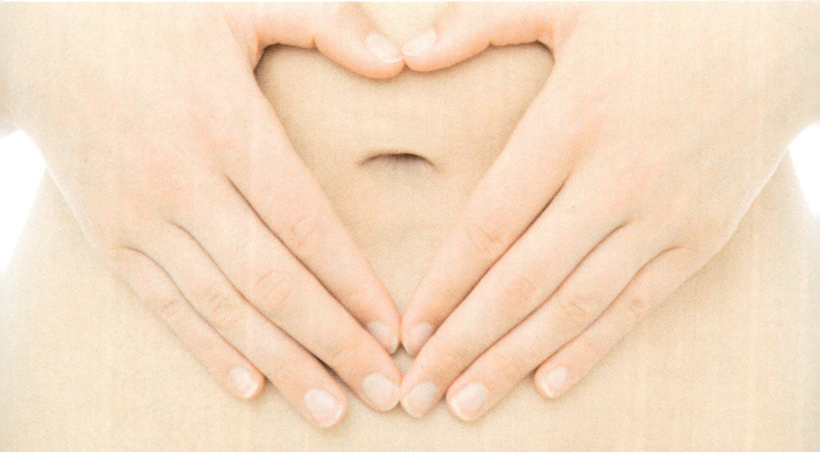

Buddhas Reissuppe

Hintergrund In Asien sind Suppen sehr bliebt. In China und Taiwan ist es sogar üblich, dass man zum Frühstück »Shifan«, eine Wasser-Reis-Suppe, mit kleinen pikanten oder süßen Zutaten genießt. Ganz allgemein stärkt warmes Essen die innere Mitte sowie die Verdauung und schenkt körperliche und geistige Kraft. Buddha soll über die Reissuppe Folgendes gesagt haben: »Die Reissuppe schenkt zehn Dinge: Leben und Schönheit, Leichtigkeit und Kraft, sie vertreibt Hunger, Durst und Wind, sie reinigt die Blase und die Nieren und fördert die Verdauung.« Die mit Milch und Honig verfeinerte Suppe soll Buddha als gesündeste Nahrung gelobt haben.

Effekt Man sagt dieser speziellen Reissuppe stärkende, entschlackende, entgiftende und reinigende Eigenschaften nach. Buddhas Reissuppe soll bei regelmäßigem Verzehr zudem eine Linderung von Magen- und Darmbeschwerden, Allergien und Steifheit in Muskeln und Gelenken bewirken. Gerade als Frühstück eignet sich diese Suppe sehr gut, weil sie Energie für den ganzen Tag verleiht, den Organismus nicht überlastet, äußerst nahrhaft und sehr gut verdaulich ist. Zudem stärken und aktivieren lange gekochte Suppen mit Reis die innere Mitte und das Immunsystem.

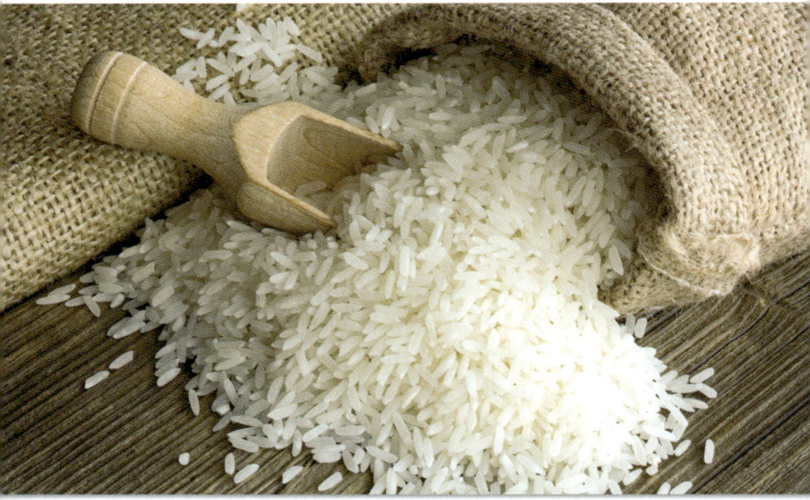

Zutaten

- Reis und Wasser im Verhältnis von etwa 1:6
- frische biologische Milch
- Butter oder Ghee (geklärte Butter)
- Honig
- Salz

Zubereitung

Die Menge des Wassers bestimmt die Dicke des Breis bzw. der Suppe. Nehmen Sie nicht zu viel Reis, weil er sehr stark aufquillt. Geben Sie Reis und Wasser in einen Topf mit guter Isolierung und einem schweren Deckel. Wichtig ist es, den Reis nach kurzem Aufkochen nur auf kleinster Flamme, dafür aber 2 bis 4 Stunden köcheln zu lassen. Auf diese Weise brennt er nicht an. Je länger die Reissuppe kocht, desto mehr stärkt sie das Qi und das Blut. Wenn Sie die Reissuppe zum Frühstück essen möchte, können Sie die Suppe auch am Abend aufsetzen. Zum Schluss geben Sie Milch, Butter oder Ghee, Honig und ein wenig Salz dazu und schmecken alles ab.

Tipp

Veganer können die Milch durch Soja- oder Reismilch, die Butter durch pflanzliche Margarine und den Honig mit Ahornsirup ersetzen. Zu Buddhas Reissuppe schmeckt am Morgen auch ein Früchtekompott hervorragend.
Ganz allgemein kann man nach den Mahlzeiten 1 TL Gewürzmischung aus beispielsweise Anis-, Fenchel- und Kreuzkümmelsamen kauen. Das fördert die Verdauung und neutralisiert den Mundraum.

Der kleine Energiekreislauf

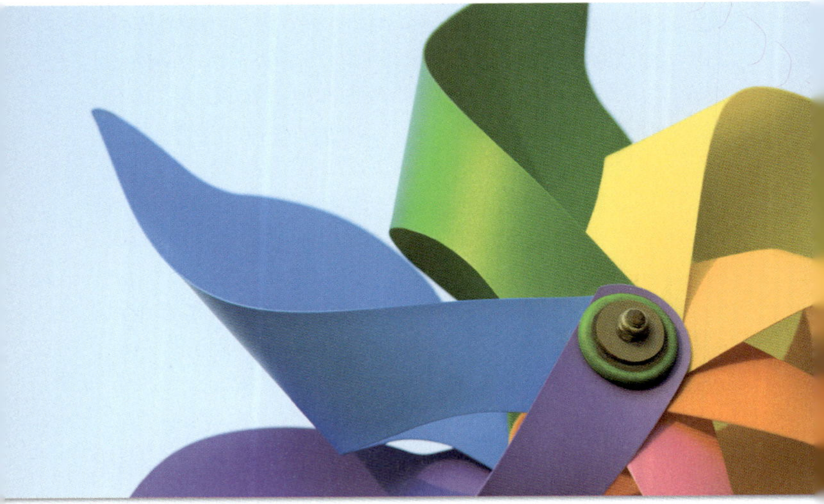

Hintergrund

Der kleine Energiekreislauf ist eine grundlegende taoistische Übung aus der inneren Alchemie. Sie gehört in das System des stillen Qi Gong. Durch das Visualisieren wird die Energie im Körper geleitet und die beiden zentralen Hauptmeridiane (Hauptenergieleitbahnen) werden miteinander verbunden. Diese sind der Ren-Mai (Diener- oder Konzeptionsgefäß), der vorn in der Körpermitte liegt, und der Du-Mai (Lenkergefäß), der sich hinten in der Körpermitte befindet. Die beiden Kräfte Yin (weibliches Prinzip) und Yang (männliches Prinzip) werden im Energiekreislauf harmonisch ausgeglichen, was sich positiv auf Körper und Geist auswirkt.

Effekt Diese Übung entspannt und reinigt den Körper und fördert die geistige Klarheit und Harmonie. Energieblockaden werden gelöst, und das Qi wird gestärkt und aktiviert.

Ablauf Sie können diese Übung im Sitzen, Stehen, Liegen oder Gehen praktizieren. Ich empfehle Ihnen, zu Beginn im Sitzen zu üben. Halten Sie die Wirbelsäule aufrecht. Schließen Sie die Augen, und legen Sie die Zunge an den oberen Gaumen. Entspannen Sie die Gesichtsmuskeln, und atmen Sie während der ganzen Übung durch die Nase ein und aus. Stellen Sie sich vor, dass Sie Ihre innere Energie auf eine Reise, einen inneren Kreislauf, schicken. Sie können sich auch ein weißes Licht oder eine weiße Kugel vorstellen, die Sie Ihre Körpermitte entlang wandern lassen. Beginnen Sie 2 bis 3 cm unter dem Bauchnabel. Atmen Sie ein, und führen Sie das Qi über Damm, Steißbein, Wirbelsäule entlang nach oben, dann über den Nacken bis zum Scheitel. Atmen Sie aus, und lenken Sie die Energie weiter über die Stirn, das Dritte Auge, zum oberen Gaumen und die Zungenspitze hinunter zum Hals. Weiter geht es über Brustbein und Bauchnabel zurück zum Ausgangspunkt, dem Energiezentrum unter Ihrem Nabel. Praktizieren Sie den Kreislauf nur so schnell, dass Sie nicht außer Atem kommen. Zu Beginn ist es möglich, dass Sie eine Zwischenatmung machen müssen. Üben Sie so lange, wie Sie Ihre Achtsamkeit und Ihre Konzentration auf das Lenken der Energie halten können, mindestens aber 9 Kreisläufe.

Ohrmassage

Hintergrund Die TCM kennt über 100 Akupunkturpunkte im Ohr, und gemäß der Lehre der Reflexzonentherapie sind sämtliche menschliche Organe und Körperteile im Ohr abgebildet. Man vergleicht die Ohrmuschel dabei mit einem Menschen in umgekehrter Embryonalhaltung. Das Ohrläppchen stellt den Kopf dar und der Rand des Ohrs die Wirbelsäule.

Effekt Die Ohrmassage aktiviert Ihre Lebenskraft, bringt den Kreislauf in Schwung, fördert die Konzentration, regt die Selbstheilungskräfte an und wirkt sich positiv auf alle Organe und Körperteile aus.

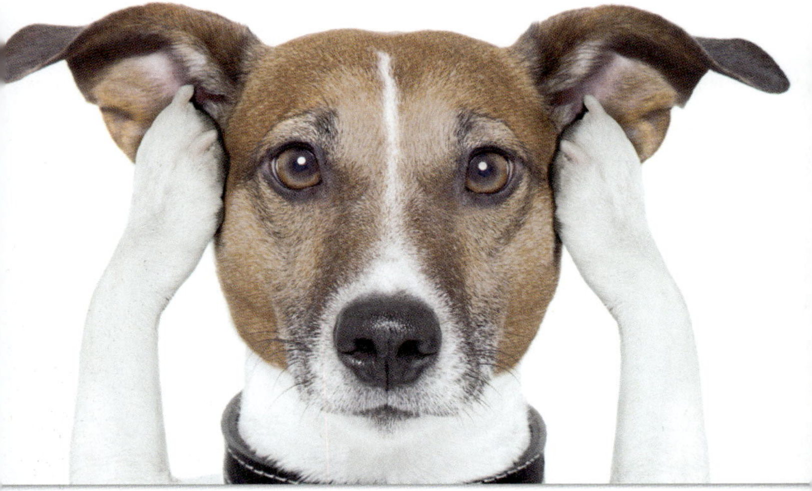

Ablauf Massieren Sie gleichzeitig beide Ohren. Starten Sie mit den Ohrläppchen. Kneten und reiben Sie dann die gesamten Ohren, immer so kräftig wie möglich. Am besten geht es mit Daumen, Zeigefinger und Mittelfinger. Vergessen Sie dabei die Knorpel nicht. Falten Sie zum Schluss die Ohren in der Mitte zusammen, dann ziehen Sie die Ohrläppchen nach unten, und abschließend drehen Sie die Ohren nach vorn und nach hinten. Diese kleine Ohrmassage dauert etwa 1 bis 2 Minuten.

Als Ergänzung eignet sich wunderbar die Übung »Gesicht waschen« (S. 30).

Kraftdrink

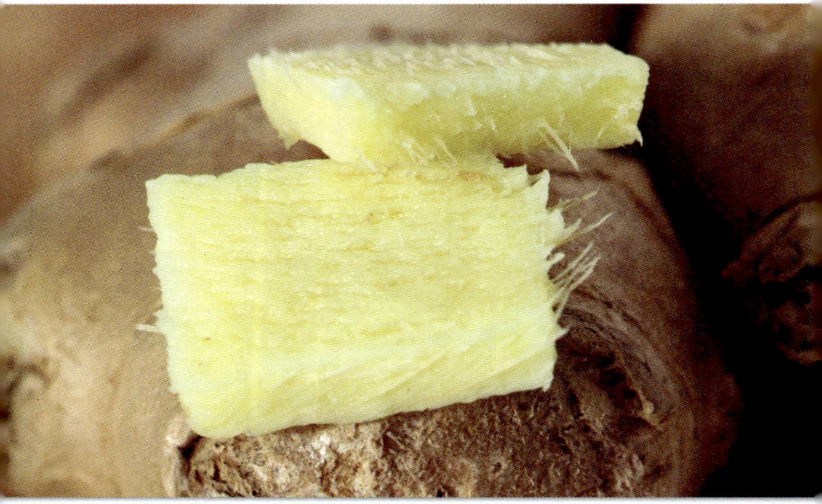

Hintergrund Auch dieser Kraftdrink stammt aus dem Ayurveda. Das Wissen (Veda) um ein gesundes und langes Leben (Ayus) kommt aus Indien und betrachtet den Menschen als Einheit von Körper, Geist und Seele. Der Kraftdrink fördert und aktiviert die Energie in Körper und Geist. Alle Zutaten sind leicht erhältlich. Der Drink ist im Handumdrehen fertig und schmeckt einfach köstlich.

Effekt Zitronen enthalten viel Vitamin C. Die Säure belebt und regt an und unterstützt die Abwehrkräfte sowie die Verdauung. Orangen haben stärkende und verdauungsfördernde Eigenschaften. Ingwer stärkt das Verdauungsfeuer, pflegt die Darmflora, senkt den Cholesterinspiegel und den Blutdruck. Er wirkt wärmend und anregend, leitet Giftstoffe aus und wirkt unterstützend und stärkend bei Erkältungskrankheiten. Kardamom wirkt verdauungsfördernd, neutralisiert Schleim und wirkt sich stärkend auf die Lebenskraft aus. Schwarzer Pfeffer ist entzündungshemmend und hat einen wohltuenden und unterstützenden Effekt auf den gesamten Verdauungsapparat. Der braune Vollrohrzucker ist wärmend und ausgleichend und hat eine leicht basische Wirkung auf den Körper.

Zutaten:

- 60 ml Saft von frischen Zitronen (etwa 1 Zitrone)
- 150 ml Saft von frischen süßen Orangen (etwa 2 Orangen)
- 1,5 l Wasser (oder Mineralwasser ohne Kohlensäure)
- 2 TL frisch geriebener Ingwer
- 4 Kardamomkapseln
- ¼–½ TL schwarzer Pfeffer
- 4 EL Vollrohrzucker

Zubereitung

Mischen Sie Wasser mit Zitronen- und Orangensaft, und geben Sie den Ingwer dazu. Entnehmen Sie die Kardamomsamen, und zerstoßen Sie sie mit den schwarzen Pfefferkörnern in einem Mörser zu feinem Pulver. Geben Sie die Gewürze und den Vollrohrzucker in den Saft. Rühren Sie alles noch einmal gut um, und trinken Sie den Saft, der am besten Zimmertemperatur haben sollte.

Tipp

Anstelle des Orangensafts können Sie auch Apfelsaft verwenden. Probieren Sie auch den »Energiedrink« (S. 36) und den »Fitnessdrink« (S. 78).

Nervenkekse

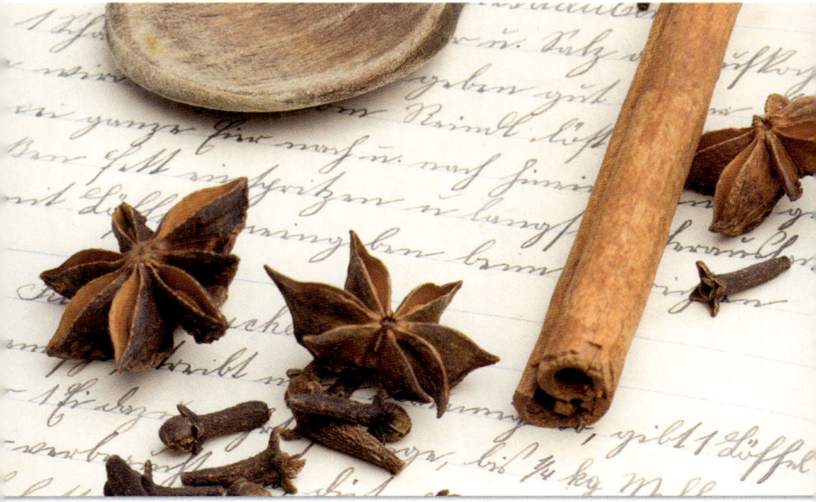

Hintergrund Unsere Ernährung soll gesund und schmackhaft sein und gleichzeitig auch schützend und vitalisierend auf unseren Körper und Geist wirken. Diese Kekse sind sehr lecker und wirken ausgleichend auf das Gemüt.

Effekt Man sagt diesen Keksen einen stärkenden Effekt auf die Nerven nach. Der Verzehr der Nervenkekse reinigt die Sinne, wirkt beruhigend und ausgleichend und schafft einen fröhlichen Geist. Zimt wärmt und entspannt, stabilisiert den Kreislauf und hat einen positiven Einfluss auf den Blutzucker. Er hilft bei Magen- und Darmbeschwerden, wirkt desinfizierend und macht fröhlich. Nelken wirken antibakteriell und verdauungsfördernd. Muskat besitzt eine aphrodisierende Wirkung, ist krampflösend und öffnet das Herz. Mandeln sind für ihre cholesterinsenkende Eigenschaft bekannt. Dinkel ist leicht bekömmlich und hat eine basische Wirkung auf den Körper.

Zutaten

- 400 g Dinkelmehl
- 250 g weiche Butter
- 150 g Vollrohrzucker
- 200 g geriebene Mandeln
- 2 Eier
- 20 g Zimt
- 20 g geriebene Muskatnuss
- 5 g Pulver aus Gewürznelken
- 1 Prise Salz

Zubereitung

Geben Sie das Mehl in eine große Schüssel oder direkt auf die Arbeitsplatte. Verteilen Sie nun die weiche Butter in kleinen Stücken darauf. Geben Sie den Vollrohrzucker, die geriebenen Mandeln, die Eier und alle Gewürze dazu, und vermischen bzw. kneten Sie die Masse sofort zu einem Teig. Stellen Sie den Teig für 30 Minuten kalt. Rollen Sie ihn anschließend auf etwa 5 mm Dicke aus, und stechen Sie nach Lust und Laune Formen aus. Legen Sie die Kekse dann auf ein mit Backpapier ausgelegtes Blech, und schieben Sie sie in die Mitte des auf 180°C vorgeheizten Backofens. Lassen Sie die Kekse zwischen 10 und 15 Minuten backen. Behalten Sie die Kekse beim ersten Backen immer im Auge. Essen Sie je nach Größe Ihrer Nervenkekse maximal 4 Stück pro Tag. Kinder sollten 1 Keks pro Tag verspeisen dürfen.

Tipp

Veganer verwenden einfach 250–300 g vegane Margarine und 3 EL Apfelmus und lassen die Eier weg.

Emotionen in Balance

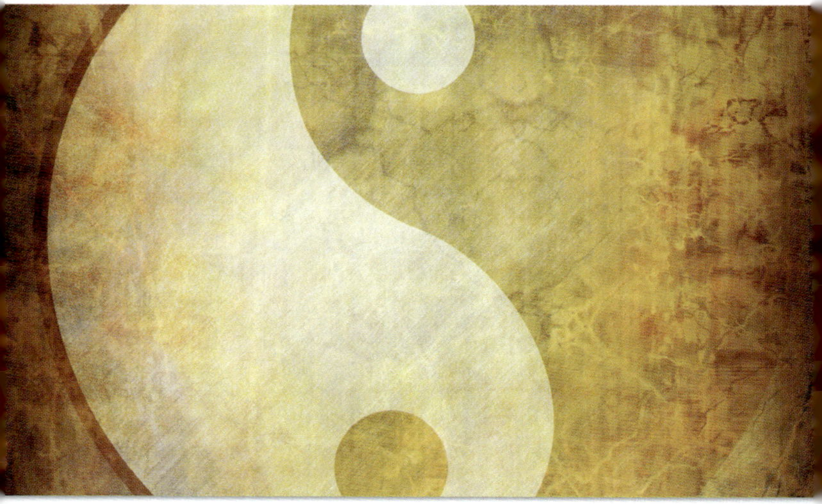

Hintergrund Diese einfache Übung stammt aus der buddhistischen Tradition. Sie kann als Meditation oder Achtsamkeitsübung verstanden und praktiziert werden. Solche Techniken werden auch als Übungen zur Entfaltung des Herzens bezeichnet, denn sie trainieren und schulen gleichermaßen Herz und Geist. Bei dieser Methode geht es vor allem darum, Missstimmungen, die durch andere und mit anderen Menschen auftreten, aufzulösen.

Effekt Diese raffinierte Übung fördert Erkenntnis, Einsicht und Weisheit und kultiviert die vier großen unermesslichen Tugenden: Liebe, Mitgefühl, Mitfreude und Gelassenheit (Gleichmut). Sie bringt Ruhe und Gleichgewicht in Ihren Geist und schafft eine natürliche und gesunde Harmonie in Ihren Gefühlen, Empfindungen und Emotionen.

Ablauf Am besten üben Sie im Sitzen. Geübte nehmen ihre bevorzugte Meditationshaltung ein. Achten Sie auf eine ruhige und angenehme Atmosphäre. Wenn Sie mögen, zünden Sie eine Kerze an, und lassen Sie etwas Räucherwerk abbrennen. Schalten Sie mögliche Störquellen, z.B. Ihr Telefon, aus, und verzichten Sie auch auf Musik im Hintergrund. Erlauben Sie sich, sich ganz auf die nachfolgende geistige Übung einzulassen.

Stellen Sie sich eine Person vor, die Sie verärgert, enttäuscht, verletzt oder gekränkt hat, und sagen Sie folgende Sätze:

- *Mit der Einatmung nehme ich dir alles ab,* was mich an dir nervt.

- *Mit der Ausatmung schenke ich dir alles,* was ich an dir sehen möchte.

Formulieren Sie nun ganz konkret, was Sie stört und was Sie sich wünschen, z. B.:

- *beim Einatmen:* »Ich nehme dir Arroganz ab.«
- *beim Ausatmen:* »Ich schenke dir Demut und Bescheidenheit.«

Bleiben Sie bei einer Person, wiederholen Sie die Sätze, und üben Sie 5 bis 10 Minuten oder so lange, wie Sie Ihre Aufmerksamkeit halten können.

Als Ergänzung empfehle ich Ihnen die Übung »Kraft des Lächelns« (S. 47).

Haare kämmen

Hintergrund

Das Qi Gong ist bekannt dafür, dass es viele einzelne kurze und doch sehr effektive Übungen bereithält. Das Haarekämmen ist eine solche klassische Übung. Das Kämmen spricht viele Akupunkturpunkte am Kopf an, und auf einfache Art und Weise werden Blockaden im Kopf aufgelöst und das Qi wieder zum Fließen gebracht. In der TCM ist der Sitz des Geistes (chin. »Shen«) im Herzen, d. h. Herz und Geist

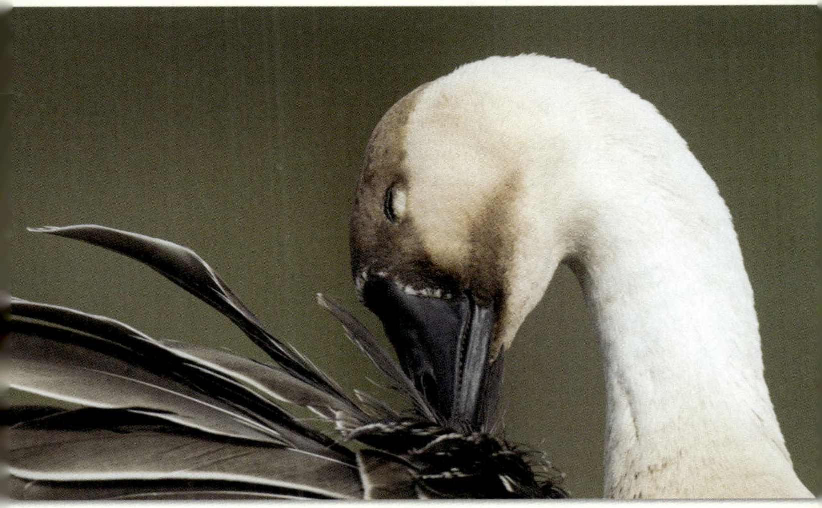

stehen in einer Wechselbeziehung zueinander. Mit dieser Übung nehmen wir also direkt Einfluss auf Herz und Geist. Zudem enden oder beginnen alle Yang-Meridiane (Energieleitbahnen) am Kopf, und somit werden sämtliche Organe des Körpers positiv beeinflusst.

Effekt Diese einfache Übung aktiviert die Blutzirkulation und den Energiefluss im Kopf und fördert die Konzentrationsfähigkeit. Geistige Klarheit und Präsenz entstehen. Wenn diese Technik regelmäßig, z. B. täglich, durchgeführt wird, lassen sich Haarausfall und Kopfschmerzen lindern.

Ablauf Sie können diese Übung im Stehen oder im Sitzen durchführen. Kämmen Sie mit den Fingernägeln Ihre gesamte Kopfhaut, d. h. streichen Sie mit beiden Händen gleichzeitig vom Haaransatz an der Stirn über den ganzen Kopf bis zum Nacken. Am besten geht das, wenn Sie von der Mitte her gleichmäßige Bahnen von vorn nach hinten ziehen und mit jeder Bahn ein Stück nach außen wandern, bis Sie beim Ohr angelangt sind. Achten Sie darauf, dass Sie alle Finger in die Übung einbeziehen. Wiederholen Sie das Kämmen 9 Mal. Streichen Sie beim letzten Mal mit den flachen Händen sanft über Ihren Kopf. Schütteln Sie nun Ihre Hände kräftig aus, und wiederholen Sie diesen Ablauf 3 Mal.

Als Ergänzung eignen sich wunderbar die Übungen »Gesicht waschen« (S. 30) und »Ohrmassage« (S. 58).

Langes-Leben-Atmung

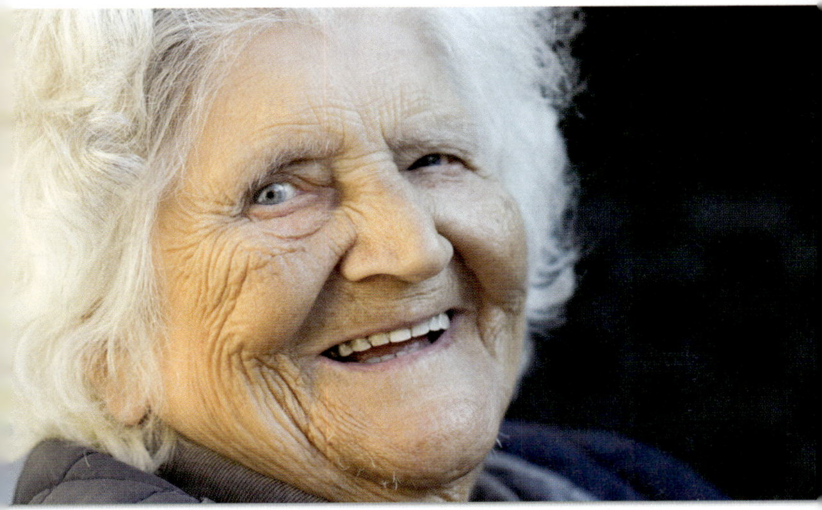

Hintergrund Wir können rund 3 Wochen ohne feste Nahrung, etwa drei Tage ohne Flüssigkeit, aber nur circa 3 Minuten ohne Sauerstoff überleben. Es liegt also auf der Hand, wie wichtig Atemübungen für den Erhalt der körperlichen und geistigen Gesundheit sind.

Effekt Die Langes-Leben-Atmung versorgt den ganzen Organismus mit Sauerstoff. Durch die auf die drei Bereiche Ihres Körpers gelenkte Achtsamkeit entsteht eine Bewusstheit für die eigene Art und Weise der Atmung. Diese Atemtechnik macht also den individuellen Atem spür- und erfahrbar, schult die Wahrnehmungsfähigkeit und wirkt sich direkt auf das Nervensystem aus. Ihre Gedanken kommen zur Ruhe, Ihr Geist kann sich ausdehnen, und Ihre Kreativität wird gefördert.

Ablauf Setzen Sie sich aufrecht auf einen Stuhl oder auf ein Kissen auf dem Boden. Schließen Sie die Augen. Atmen Sie ausschließlich durch die Nase ein und aus. Atmen Sie ein Drittel Ihrer Atemkapazität in den Bauch. Atmen Sie das nächste Drittel in die seitlichen Rippen und den unteren Rücken, also in die Nierengegend. Atmen Sie das letzte Drittel in den Brustbereich und den oberen Rücken, ohne dabei die Schultern anzuheben. Atmen Sie entspannt von oben nach unten aus, ohne dass Sie mit dem Oberkörper nach vorn kippen oder im Brust- und Schulterbereich einsinken. Üben Sie diese Art des Atmens 5 bis 10 Minuten lang. Achten Sie darauf, dass Sie nicht außer Atem kommen und körperlich sowie geistig ruhig und entspannt bleiben. Spüren Sie noch ein paar Minuten nach.

Als Ergänzung empfehle ich Ihnen die Übungen »Wechselatmung« (S. 23) und »Hummelatmung« (S. 75).

Bad für die Sinne

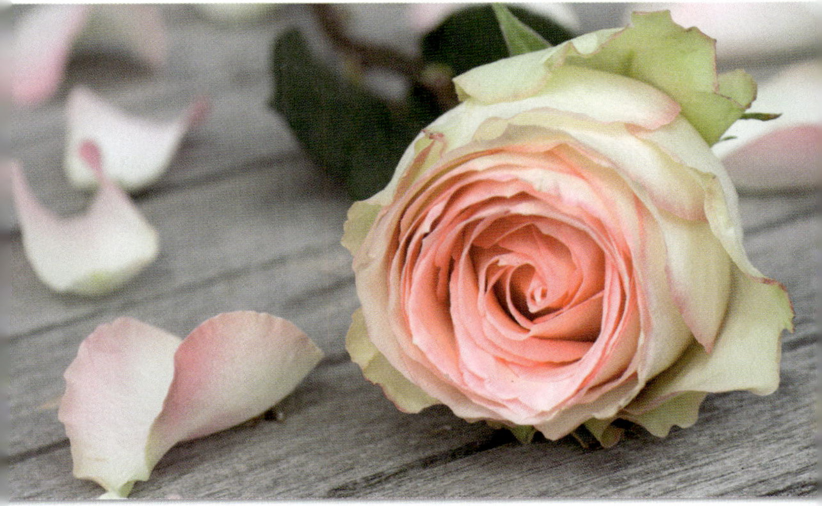

Hintergrund

Ätherische Öle sind hochwirksame Pflanzenessenzen. Richtig und gezielt eingesetzt wirken sie wohltuend auf unsere Stimmung und unseren Körper. Ätherische Öle eignen sich nicht nur wunderbar zum Beduften von Räumen oder als Zusatzstoff für Massageöle, sondern auch als Zugabe für ein Vollbad. Kaufen und verwenden Sie nur hundertprozentig naturreine und biologisch angebaute Produkte.

Effekt

- *Ein Erfrischungsbad mit Zitronenessenz* belebt, stimuliert, macht fit und bringt den Kreislauf in Schwung.

- *Ein Erkältungsbad mit Fichtennadelessenz* hilft bei den ersten Anzeichen von Erkältungen. Es wirkt wohltuend bei Muskel- und Gliederschmerzen und hat einen positiven Effekt bei leichten Kopfschmerzen.

- *Ein Aktivierungsbad mit Rosmarinessenz* belebt, vertreibt die Müdigkeit und schenkt Energie.

- *Ein Entspannungsbad mit Lavendelessenz* beruhigt und harmonisiert, macht fröhlich und gleicht aus.

- *Ein Pflegebad mit Rosenessenz* pflegt die Haut und wirkt sich ausgleichend auf die Psyche aus. Es unterstützt dabei, die innere Balance wiederherzustellen.

- *Ein Entlastungsbad mit Kastanienessenz* bringt Wohlgefühl und Leichtigkeit in den Körper zurück. Es regeneriert und baut auf.

Ablauf

Vermischen Sie 5–10 Tropfen ätherisches Öl mit 4 EL Milch, Rahm oder einem hochwertigen Badeöl. Das ist sehr wichtig, denn ätherische Öle lösen sich ohne fetthaltige Trägersubstanz im Wasser nicht auf! Seien Sie im Umgang mit ätherischen Ölen generell sparsam. Eine zu hohe Dosis kann Haut oder Atemwege reizen. Die Wassertemperatur sollte 38°C nicht übersteigen. Geben Sie die Bademischung nicht zu früh in die Wanne, und genießen Sie Ihr Vollbad für 10 bis 20 Minuten. Gönnen Sie sich anschließend etwas Ruhe, und trinken Sie einen leckeren Tee.

Hummelatmung

Hintergrund

Unsere Atmung wird von verschiedenen äußeren und inneren Faktoren beeinflusst. Grundsätzlich können wir anhand unseres Atems erkennen, wie es um unsere physische und psychische Gesundheit steht. Negative Gedanken machen unsere Atmung klein und eng, und positive Gedanken machen sie weit, offen und groß. Umgekehrt beeinflusst natürlich eine ruhige, tiefe und fließende Atmung genauso unseren Geist wie eine stockende, oberflächliche und unregelmäßige Atmung. Die Hummelatmung oder das Summen wie eine Biene ist eine einfache und sehr wirkungsvolle Atemtechnik.

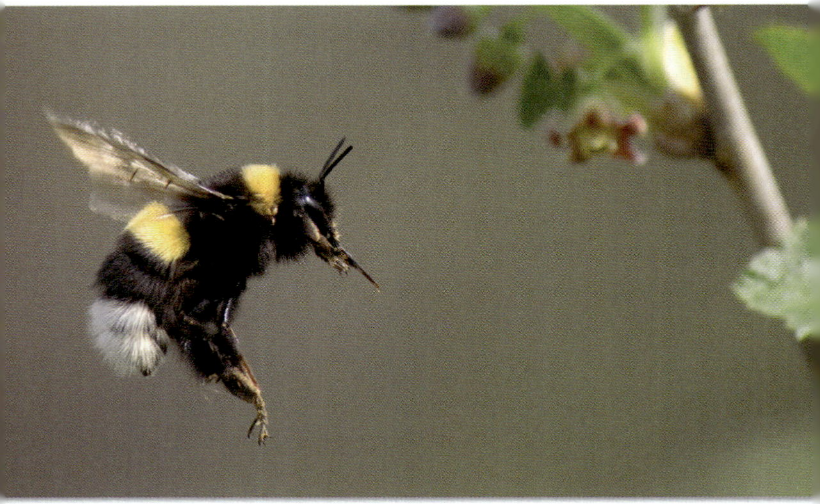

Effekt Diese Atemtechnik beruhigt die Nerven und die Gedanken. Sie beseitigt mentale Spannungen, fördert die Konzentration und bringt ein natürliches Gleichgewicht in Körper und Geist zurück. Diese Übung stärkt und verbessert die Stimme und erhöht die Atemkapazität. Sie ist eine gute Vorbereitung für die Meditation und hilft bei Angstzuständen, denn sie erfüllt das Herz und den Geist mit Freude.

Ablauf Diese Übung wird im Sitzen oder im Stehen ausgeführt. Achten Sie auf eine aufrechte Wirbelsäule. Verschließen Sie die Ohren, indem Sie die Arme anheben und die Ohrmuschel mit Daumen oder Zeigefinger zuhalten. Die Ellenbogen zeigen während der ganzen Übung zur Seite. Achten Sie darauf, dass Sie die Schultern entspannt halten. Schließen Sie die Augen, und atmen Sie durch die Nase ein. Atmen Sie durch die Nase aus, und summen Sie dabei gleichmäßig und anhaltend wie eine Hummel oder eine Biene. Üben Sie dies 5 bis 10 Atemzüge lang. Lösen Sie dann die Finger von den Ohren, entspannen Sie die Arme, und spüren Sie noch ein paar Atemzüge nach.

Als Ergänzung eignen sich wunderbar die Übungen »Wechselatmung« (S. 23) und »Langes-Leben-Atmung« (S. 71).

Fitnessdrink

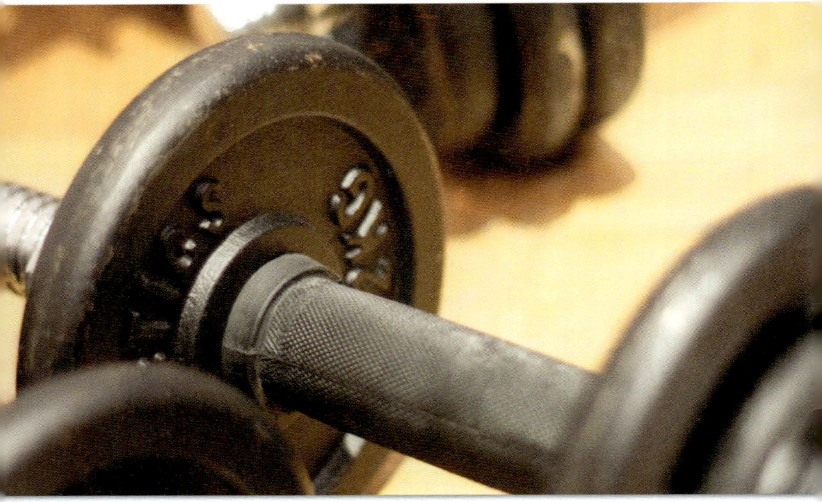

Hintergrund Selbstgemachte Drinks aus Früchten oder Gemüse sind echte Vitalstofflieferanten. Sie liefern den nötigen Kick für jede Jahreszeit. Es macht große Freude, etwas Gesundes und Leckeres selbst zuzubereiten, und das ohne Geschmacksverstärker und Farbstoffe. Dieser Saft eignet sich besonders gut im Frühling für eine Entgiftungs- und Entschlackungskur. Er schmeckt sehr lecker und ist schnell zubereitet.

Effekt Löwenzahnblätter sind besonders reich an Mineralien und Spurenelementen. Sie wirken verdauungsfördernd und stoffwechselanregend. Blütenpollen fördern die Spannkraft der Haut, kräftigen Nägel und Haare und wirken entschlackend. Sie haben einen positiven Einfluss auf die Darmflora, steigern die Immunabwehr und beugen Krankheiten vor. Äpfel wirken leistungsstärkend und halten den Geist fit und wach. Sie sind Vitaminbomben und regen die Darmtätigkeit an. Orangen begünstigen den Fettstoffwechsel. Sie enthalten viele wirkungsvolle Antioxidantien und wirken sich positiv auf die Körperentgiftung aus. Honig wirkt beruhigend und entspannend. Er stärkt die Nerven und fördert die Verdauung.

Zutaten

- 1 Handvoll junger Löwenzahnblätter
- 1 Orange
- 1 Apfel
- 1/8 l Milch oder Kefir
- 1 TL Blütenpollen
- Honig

Zubereitung

Waschen Sie die Löwenzahnblätter, und schneiden Sie sie in Streifen. Pressen Sie die Orange aus. Vierteln Sie den Apfel, und entfernen Sie das Kerngehäuse. Geben Sie alle Zutaten inklusive Milch oder Kefir und Blütenpollen in ein hohes Gefäß, und pürieren Sie alles. Süßen Sie den Drink mit Honig nach Ihrem Geschmack, und genießen Sie diesen Fitnessdrink!

Tipp

Veganer können Milch oder Kefir durch Soja- oder Reismilch und Honig durch Ahornsirup ersetzen.

Körpermassage mit Öl

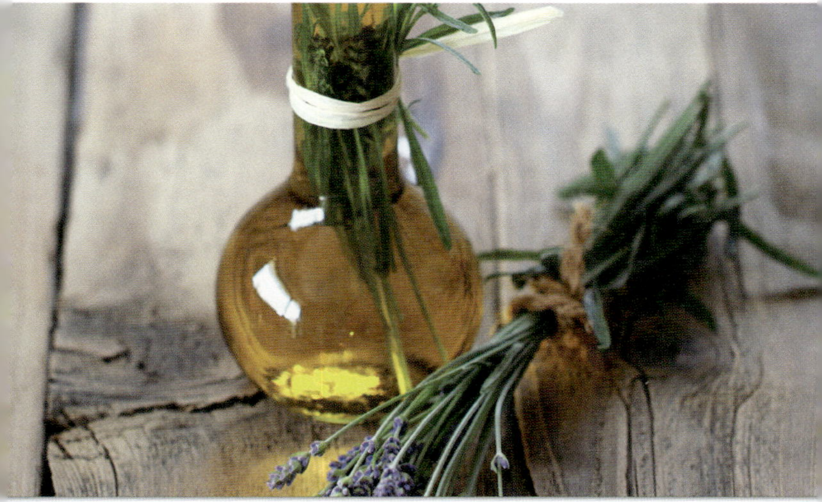

Hinter-grund Diese Technik der Ölmassage stammt aus der ayurvedischen Medizin. Sie gilt als einer der wichtigsten und grundlegendsten Therapieansätze bei verschiedensten Beschwerden und wird als Herzstück der Massagen im Ayurveda bezeichnet. Aus diesem Grund findet diese Körpermassage in Indien und auf Sri Lanka in den Kurzentren regelmäßige Anwendung.

Effekt Der Effekt dieser Massage ist so verblüffend, dass Sie sie bald nicht mehr missen möchten. Diese Körpermassage wirkt ganzheitlich, ausgleichend, entgiftend, harmonisierend und beruhigt das Nervensystem. Sie hilft zudem bei Schlafstörungen, klärt den Geist und nährt die Haut.

Ablauf Sie können die Ölmassage im Sitzen oder Stehen durchführen. Verwenden Sie gereiftes Sesamöl oder auch Olivenöl. Wenn Sie unter Allergien leiden oder Probleme mit der Haut haben, greifen Sie zu einem Massageöl, das auf Ihren Hauttyp abgestimmt ist. Kaufen Sie nur Pflanzenöle, die biologisch angebaut wurden. Massieren Sie immer ruhig, achtsam, langsam und mit sanftem Druck mit der ganzen Hand, nicht nur mit den Fingerspitzen. Am besten verteilen Sie das zuvor leicht erwärmte Öl zu Beginn der Massage gleichmäßig auf dem ganzen Körper, dem kompletten Kopf und dem Gesicht. Alle Gelenke werden mit kreisenden Bewegungen, alle Muskeln mit streichenden Auf- und Abwärtsbewegungen massiert. Die Massage dauert etwa 10 bis 15 Minuten, und Sie benötigen ungefähr 50 bis 100 ml Öl. Wichtig ist, dass Sie das Öl anschließend 15 bis 25 Minuten lang einziehen lassen, bevor Sie unter die Dusche steigen. Nur so hat Ihr Körper genügend Zeit, das Öl zu absorbieren, und die volle Wirkung der Ölmassage kann sich entfalten. Die Verwendung von Seife ist beim Abwaschen des Öls nicht nötig, heißes Wasser genügt.

Tiefenentspannung – Shavasana

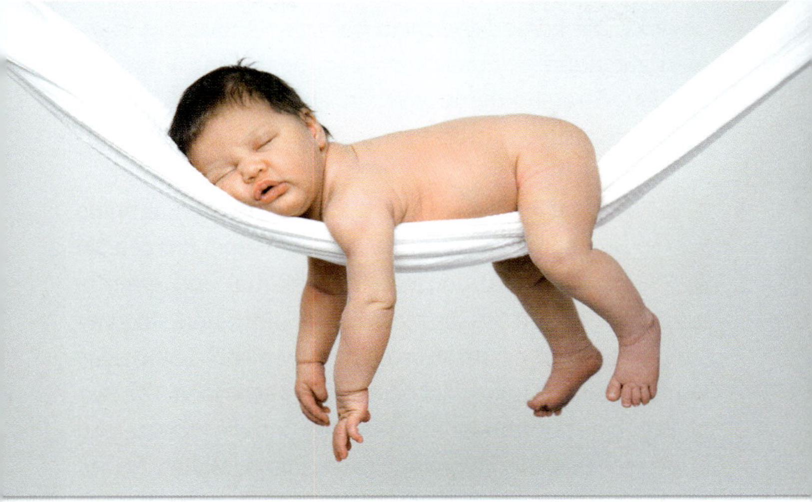

Hinter-grund »Shavasana« ist ein Begriff aus dem Sanskrit und bezeichnet eine der wichtigsten Übungen (Asanas) aus dem Yoga. Shavasana ist eine Methode zur Tiefenentspannung in Rückenlage. Sie gilt als das Symbol für ganzheitliches Loslassen und wirkt wie ein Jungbrunnen auf Körper und Geist.

Effekt Diese einfache Übung sorgt für eine tiefe physische und psychische Entspannung, ein wachsames Loslassen, das über die Ausrichtung des Körpers und des Geistes eine stille Bewusstheit bewirkt. Die körperlichen und geistigen Aktivitäten kommen zur Ruhe, Erlebtes kann verarbeitet und integriert werden. Stresshormone werden abgebaut und Glückshormone ausgeschüttet.

Ablauf Legen Sie sich flach auf den Rücken auf eine ebene, nicht zu weiche Unterlage. Richten Sie Ihren Körper möglichst neutral und symmetrisch aus. Halten Sie die Wirbelsäule lang, und strecken Sie die Arme in einem Winkel von etwa 45° seitlich des Rumpfes aus. Die Handflächen zeigen nach oben. Die Beine liegen auf Hüftbreite auseinander, und die Füße zeigen in einer V-Position entspannt nach außen. Halten Sie Ihren Kopf gerade. Schließen Sie die Augen, und entspannen Sie ganz bewusst die Gesichtsmuskulatur, den Kiefer, die Zunge und die Kehle. Bewegen Sie sich ab jetzt nicht mehr. Geben Sie geistige Entspannungsimpulse, d. h., sagen Sie in Gedanken: »Mein ganzer Körper ist ruhig und entspannt. Mein ganzer Körper ist angenehm schwer und warm. Ich entspanne meine rechte Handfläche. Ich entspanne meine linke Handfläche. Ich entspanne meine rechte Fußsohle. Ich entspanne meine linke Fußsohle. Ich entspanne meinen Solarplexus.« Lassen Sie Ihre Atmung während der ganzen Übung frei und natürlich fließen. Bleiben Sie dann für 5 bis 20 Minuten bewegungslos liegen. Versuchen Sie, wachsam, aber gedanklich still zu werden. Lassen Sie körperlich und geistig alles los, ohne dabei einzuschlafen. Genießen Sie diesen Moment des Loslassens, der Ruhe und der Achtsamkeit.

Tipp: Bei Bedarf können Sie ein Stützkissen unter die Kniekehlen und ein kleines Kissen unter den Nacken legen. Auch ein Augenkissen ist sehr angenehm und fördert die Entspannung. Wenn Sie zum Frösteln neigen, legen Sie sich unter eine leichte Decke.

Leberreinigung

Hintergrund In der TCM werden die Leber und ihr Partnerorgan, die Gallenblase, in den Wandlungsphasen dem Element Holz und der Jahreszeit Frühling zugeordnet. Das Element Holz symbolisiert dementsprechend auch Frische, Tatendrang, Neubeginn, Toleranz, Aufbruch, Beweglichkeit, Kreativität, Wachstum, Kraft, Leben, Dynamik und Entscheidungsfähigkeit. Die Leber ist im gesamten Körper für einen geschmeidigen Fluss der Energie (Qi) verantwortlich. Sie wird aber auch als »General« bezeichnet, der für Angriffe, den Schutz und die Verteidigung des »Königreichs Körper« zuständig ist. Ihr werden auch die Emotionen Wut und Ärger zugeschrieben.

Effekt Diese Frühjahrskur regeneriert die Leber, harmonisiert Körper und Geist und aktiviert neue Energie. Die Leberreinigung wirkt sich positiv auf den gesamten Bewegungsapparat und das Sehvermögen aus. Sie entlastet die Verdauung, reinigt, entgiftet und leitet aus. Aufgewühlte Emotionen kommen zur Ruhe, und Blockaden lösen sich auf. Das Hautbild wird verbessert und Kopfschmerzen, Verdauungs- und Schlafstörungen werden beseitigt. Zudem stärkt die Leberreinigung die Immunabwehr und die Entschlussfreude und aktiviert die Selbstheilungskräfte. Sie verspüren bei dieser Reinigungskur normale Entgiftungsssymptome wie Frösteln oder eine stärkere Müdigkeit. Die Kur dauert sieben Tag, aber sie lohnt sich!

Zubereitung der speziellen »Leberlimonade«

- 0,25 l kohlensäurefreies Mineralwasser
- Saft 1 Zitrone oder Limone
- 1 Msp. Cayennepfeffer
- 1–2 EL Ahornsirup

Vermischen Sie alle Zutaten miteinander.

Ablauf

Täglich: Bewegen Sie Ihren Körper leicht, gehen Sie spazieren, oder fahren Sie Rad.

1. und 2. Tag: Essen Sie an diesen beiden Tagen nur rohes oder gedämpftes Obst und Gemüse. Trinken Sie pro Tag mindestens 2 Mal 200 ml »Leberlimonade« und 8 Mal 200 ml Wasser.

3. Tag: Trinken Sie an diesem Tag nur Wasser und frische Fruchtsäfte, und zudem mindestens 4 Mal 200 ml »Leberlimonade«.

4. Tag = Leberreinigungstag: Trinken Sie heute mindestens 4 Mal 200 ml »Leberlimonade« und so viel Wasser, wie Sie mögen. Bevor Sie am Abend zu Bett gehen, nehmen Sie 1 EL kalt gepresstes, biologisches Olivenöl ein, und trinken Sie anschließend 200 ml »Leberlimonade«.

5. Tag: Für diesen Tag gelten dieselben Hinweise wie für Tag 3.

6. und 7. Tag: Für diesen Tag gelten dieselben Hinweise wie für den 1. und den 2. Tag.

Meersalzbad

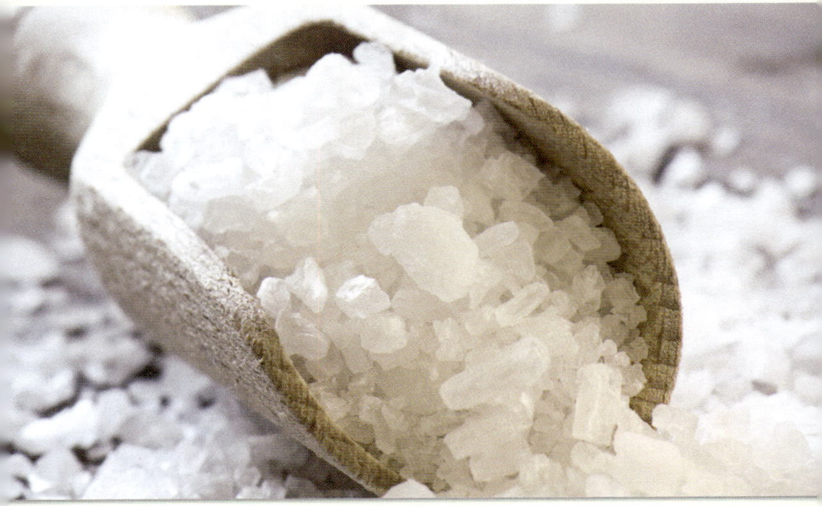

Hintergrund Baden ist ein altes Ritual, das eine entspannende, beruhigende und gesundheitsfördernde Wirkung auf Körper und Geist hat. Salz aus dem Toten Meer ist verglichen mit anderen Meersalzen reich an Magnesium und Kalium, aber arm an Natriumchlorid (Kochsalz). Aus diesem Grund ist gerade Salz aus dem Toten Meer in der therapeutischen Anwendung so effektiv.

Effekt Ein Bad mit Meersalz beruhigt den Geist, lindert rheumatische Beschwerden, Muskelkrämpfe und Muskelverspannungen. Es hilft bei Ischias, Gelenkschmerzen, Hexenschuss und Hautproblemen, fördert die Blutzirkulation und entspannt den ganzen Körper.

Ablauf Nehmen Sie für ein Vollbad 250 g medizinisches Badesalz. Das Salz erhalten Sie in Drogerien, Reformhäusern und Apotheken. Lösen Sie das Salz in möglichst heißem Wasser auf. Füllen Sie dann kaltes Wasser nach, bis das Badewasser die ideale Temperatur von etwa 38°C erreicht hat. Genießen Sie nun Ihr Bad 15 bis 20 Minuten lang. Spülen Sie nach dem Baden Ihren Körper mit warmem, klarem Wasser ab. Verwenden Sie keine Seife. Gönnen Sie sich nach dem Bad etwas Ruhe. Bereits ein Vollbad pro Woche genügt, um von der wohltuenden Wirkung auf Körper und Geist zu profitieren.

Energienüsse

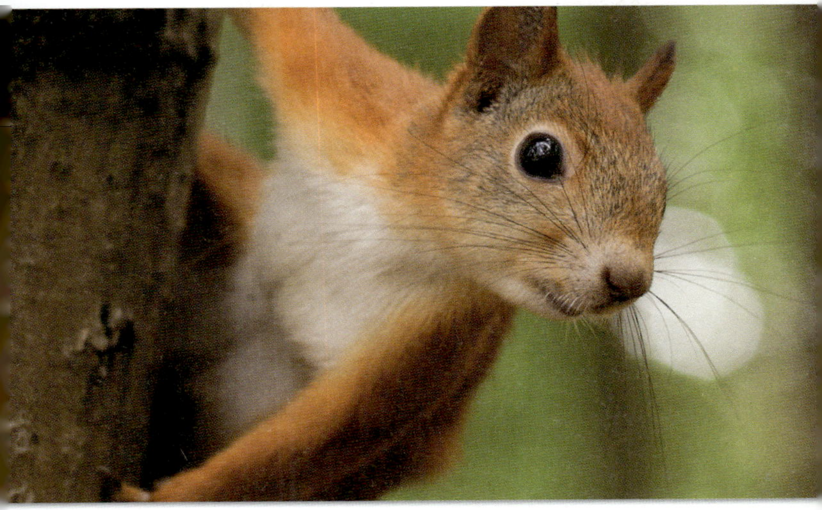

Hintergrund

Nüsse sind hervorragende Energielieferanten. Die TCM geht davon aus, dass vor allem Walnüsse sehr positive Wirkungen auf die körperliche und geistige Gesundheit des Menschen haben. Walnüsse enthalten wertvolle Proteine, Kohlenhydrate, wichtige Mineral- und Ballaststoffe und die Vitamine A, B, C und E in höherer Konzentration als viele Obst- und Gemüsesorten.

Effekt Da Walnusskerne einem menschlichen Gehirn sehr ähnlich sehen, vertreten die Chinesen die Ansicht, dass sich ihr Verzehr unter anderem positiv auf die Intelligenz auswirkt. Zudem stärken Walnüsse die Urenergie und wirken sich günstig auf Nieren, Lunge und Herz aus. Sie stärken Haare und Haut und haben einen positiven Einfluss auf Nerven und Psyche. Walnüsse sind nahrhaft, ausgleichend, zusammenziehend, entzündungshemmend und blutzuckersenkend.

Zutaten

- 200 g geschälte und halbierte Walnüsse
- 20 g Sesam
- 2–4 EL Ahornsirup

Zubereitung

Rösten Sie die Walnüsse in einer Pfanne. Sie benötigen dazu weder Öl noch Butter. Achten Sie darauf, dass die Nüsse nicht anbrennen. Geben Sie die angerösteten Walnüsse in eine Schüssel. Übergießen Sie die noch warmen Nüsse mit Ahornsirup, und streuen Sie den Sesam darüber. Durchmischen Sie alles gut, und lassen Sie die Nüsse abkühlen. Bewahren Sie die Nüsse in einem gut verschließbaren Gefäß an einem dunklen, kühlen Ort auf. Genießen Sie jeden Tag eine Handvoll leckerer Energienüsse.

Nase spülen

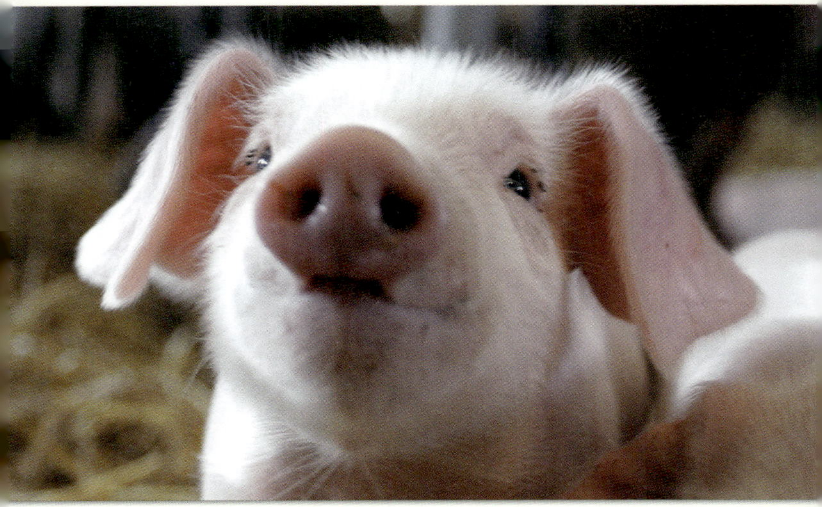

Hintergrund Das Spülen der Nase mit warmem Salzwasser ist eine alte yogische Übung, die zur Reinigung und zu Hygienezwecken täglich durchgeführt wird. Es ist vergleichbar mit dem Zähneputzen und wirkt vorbeugend, verschafft aber auch Linderung z. B. bei Heuschnupfen oder einer leichten Erkältung.

Effekt Das warme Salzwasser reinigt Nase, Nasennebenhöhlen und Nasenschleimhaut. Das Spülen der Nase wirkt sehr positiv bei Allergien, z. B. bei Heuschnupfen oder einer Hausstauballergie. Diese einfache Technik stärkt das Abwehrsystem, befreit die Atemwege, verschafft Linderung bei verstopfter oder triefender Nase und hilft ganz allgemein bei Erkältungen und Entzündungen der Stirn- und Nebenhöhlen.

Ablauf Spülen Sie Ihre Nase mit warmem Salzwasser aus. Im Fachhandel sind kleine Nasenkännchen erhältlich, die das Einbringen des Wassers in die Nase erleichtern. Für die Salzlösung nehmen Sie etwa 1 g Salz auf 100 ml warmes Wasser. Das Salz sollte sich im Wasser gut aufgelöst haben, bevor Sie ein Nasenloch nach dem anderen mit dem Salzwasser reinigen. Säubern Sie die Nase anschließend mit einem Taschentuch. In Apotheken und Drogerien gibt es auch bereits fertige Kochsalzlösungen für eine Nasenspülung. Reinigen Sie Ihre Nase täglich, am besten am Morgen nach dem Aufstehen.

Zur zusätzlichen Pflege Ihrer Nase können Sie in jedes Nasenloch 1 bis 2 Tropfen Öl geben. Entweder verwenden Sie dazu ein reines Öl, z. B. gereiftes, biologisches Sesamöl, oder Sie nutzen ein spezielles Kräuteröl für die Nase.

Luft und Geist reinigen

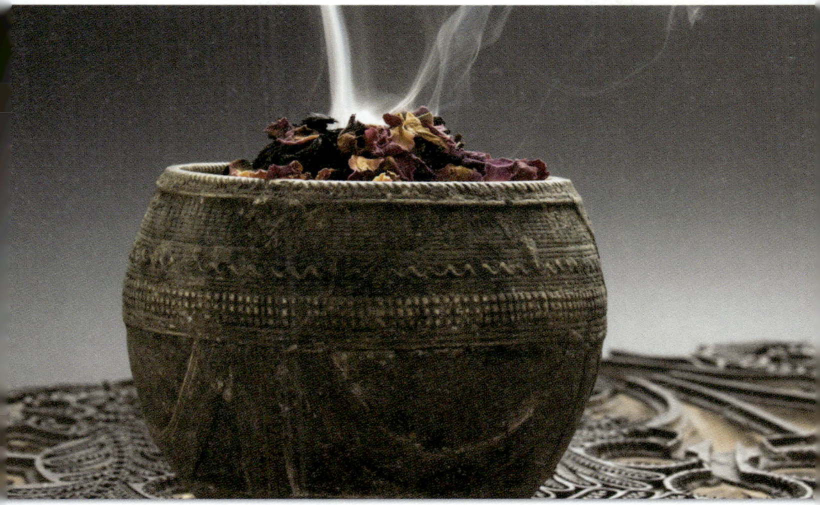

Hintergrund

Räuchern ist eine Kunst, die bereits in der frühesten Geschichte der Menschen Anwendung gefunden hat. Damals diente das Räuchern meist sakralen Zwecken, als Opfergabe oder zur Desinfektion. Heute wird es vorwiegend zur atmosphärischen Reinigung, als Konzentrationshilfe bei der Meditation, als Stärkung der geistigen Energien und als Unterstützung in der Naturmedizin eingesetzt.

Effekt Räuchern beseitigt negative Schwingungen und Gerüche aus der Umgebung und reinigt Körper und Geist. Es hat die Kraft, Stimmungen zu vertiefen, und je nach Zusammensetzung wirkt das Räucherwerk reinigend, beruhigend, heilend, stärkend, anregend, klärend, konzentrationsfördernd, befreiend und wohltuend. Räuchern beflügelt die Sinne, zentriert und harmonisiert den Körper und den Geist.

- *Für die atmosphärische Reinigung* eignen sich Weihrauch, Wacholder, Fichte, Kiefer, Pinie, Melisse, Nelke, Pfefferminze, Eukalyptus, Myrrhe, Kampfer und weißer Salbei.

- *Für eine entspannende und harmonisierende Wirkung* eignen sich Zimt, Sandelholz, Adlerholz, Eisenkraut, Kamille, Lavendel, Majoran, Zeder und Myrrhe.

- *Für eine energetisierende, aufbauende und kräftigende Wirkung* eignen sich Galgant, Weihrauch, Beifuß, Thymian, Wacholder, Alantwurzel, Angelikawurzel, Kardamom, Melisse und Orange.

- *Für eine fröhlich machende und antidepressive Wirkung* eignen sich Kardamom, Fenchel, Johanniskraut, Lemongras, Rose, Patschuli, Santakraut, Sternanis, Melisse und Zedernholz.

- *Für eine meditative, spirituelle und konzentrationsfördernde Wirkung* eignen sich Lorbeer, Adlerholz, Rosmarin, Safran, Sandelholz, Eukalyptus, Nelke und Weihrauch.

Ablauf Entscheiden Sie selbst, ob Sie das Abbrennen von Räucherstäbchen oder das traditionelle Räuchern auf Kohle oder auf einem Sieb bevorzugen. Achten Sie beim Kauf des Räucherwerks auf jeden Fall darauf, dass es keine künstlichen Zusatzstoffe oder Füllstoffe enthält und aus reinen Hölzern, Harzen, Blüten oder Kräutern hergestellt wurde. Kreieren Sie für sich ein kleines persönliches Ritual, indem Sie zum Beispiel je nach Bedarf und Zweck einen Duft auswählen und in einem Raum oder in der gesamten Wohnung räuchern. Versuchen Sie, während des Räucherns aufmerksam zu bleiben. Schön ist es, wenn Sie das Räucherritual mit Ihren positiven Gedanken begleiten und unterstützen. Lüften Sie kurz vor und nach dem Räuchern die Räume.

Gelenke kreisen

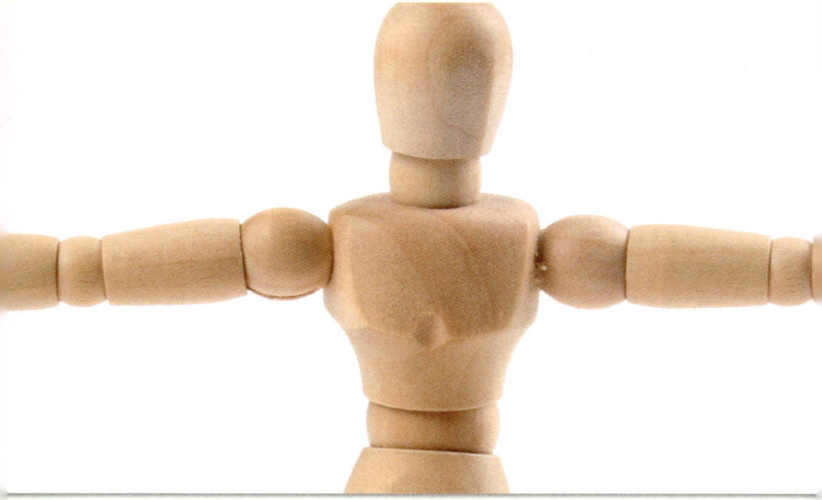

Hintergrund In der TCM geht man davon aus, dass Gelenke, die zu wenig oder falsch bewegt werden, verstärkt zu Energieblockaden führen und somit den Fluss des Qi im gesamten Energiesystem des Körpers negativ beeinflussen. Ein Gelenk ist wie eine Schaltzentrale. Staut sich die Energie zum Beispiel bereits im Fußgelenk, fließt das Qi, das über die Fußsohle vom Boden aufgenommen wird, nur noch begrenzt in den Unter- und Oberschenkel. Deshalb ist es wichtig, dass sämtliche Gelenke im Körper regelmäßig und sinnvoll mobilisiert, aktiviert und bewegt werden.

Effekt Diese einfache Übung lockert und belebt den ganzen Körper. Sie fördert den Energiefluss und die Beweglichkeit, befreit von Ablagerungen und schenkt ein angenehmes Körpergefühl.

Ablauf Diese Übung wird im Stehen durchgeführt. Jedes Gelenk wird nacheinander achtsam, langsam und bewusst in beide Drehrichtungen 5 bis 10 Mal gekreist. Atmen Sie während der gesamten Übung durch die Nase ein und aus. Halten Sie ein entspanntes und natürliches Lächeln auf den Lippen.

1. Fußgelenk
2. Kniegelenk
3. Hüftgelenk
4. Schultergelenk
5. Ellenbogengelenk
6. Handgelenk
7. Fingergelenk
8. Nacken (Bewegen Sie den Kopf nach vorn und hinten, dann nach links und rechts, und legen Sie den Kopf seitlich ab, bevor Sie ihn behutsam drehen.)

Zunge reinigen

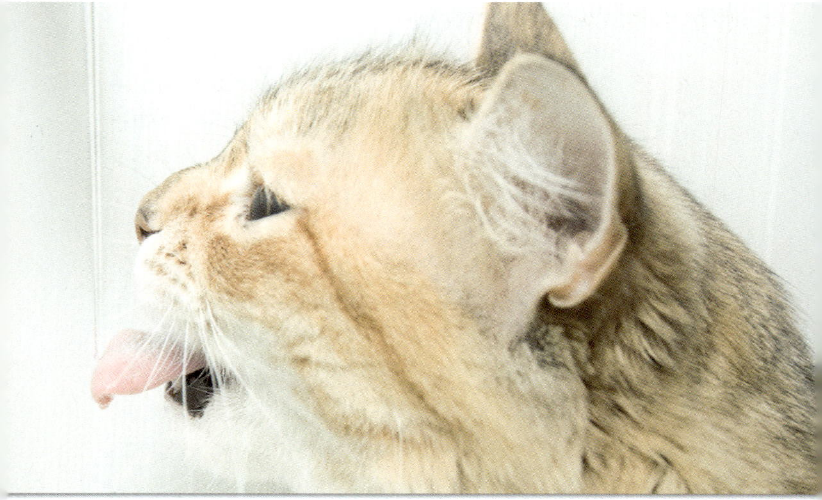

Hintergrund Die ayurvedische Tradition geht davon aus, dass die Zunge über die Organreflexzonen in enger Verbindung mit dem Darm steht und sich die Giftstoffe eines schlecht funktionierenden oder kranken Stoffwechsels als Belag auf der Zunge zeigen.

Effekt Diese einfache Methode der Reinigung entfernt die Mischung aus Toxinen und Bakterien, die sich über Nacht bei den meisten

Menschen auf der Zunge bilden und im Zungenbelag ablagern. Häufig ist dieser Belag die Ursache für schlechten Atem, Karies oder Parodontose.

Ablauf Nehmen Sie etwas Salz, Speisesalz oder Meersalz auf den Zeigefinger, und reiben Sie damit die ganze Zunge ein. Entfernen Sie dann den Belag mit einem kleinen Löffel oder mit einem Zungenschaber. Achten Sie darauf, dass Sie den Belag nicht verschlucken. Reinigen Sie danach die Zähne, oder spülen Sie den Mund mit einem Mundwasser.

Als Ergänzung empfehle ich Ihnen die Übungen »Augenbad« (S. 9), »Ölziehen« (S. 32) und »Nase spülen« (S. 93).

Übungsreihen nach Themen

Nachfolgend stelle ich Ihnen ein paar Übungsreihen vor. Die Übungen bauen sinnvoll aufeinander auf und unterstützen jeweils die nächste Übung. Sie sind so abgestimmt, dass Ihnen ein harmonisches und in sich komplettes kleines Energieprogramm zur Verfügung steht, das Ihre körperliche und geistige Lebensenergie zum Fließen bringt. Selbstverständlich steht es Ihnen frei, eigene Übungssequenzen zu kreieren, Reihen untereinander zu verbinden oder einzelne Übungen miteinander zu kombinieren. Achten Sie dabei aber aufmerksam darauf, wie Sie sich jeweils nach den einzelnen Übungen und zum Schluss der ganzen Reihe körperlich und mental fühlen.

Energievoller Start in den Tag

- Ölziehen S. 32
- Zunge reinigen S. 100
- Nase spülen S. 93
- Heißes Wasser trinken S. 21
- Füße rollen S. 14
- Buddhas Reissuppe S. 53

Tiefer und erholsamer Schlaf

- Urschrei S. 26
- Bad für die Sinne S. 73
- Luft und Geist reinigen S. 95
- Kraftwort OM S. 39

Konzentration stärken

Loslassen

Schlusswort

Loslassen ist die Kunst, sich körperlich, geistig und materiell von unnötigem Ballast zu befreien. Es schafft die Basis, sich immer wieder von Neuem dem Leben und den Menschen zu öffnen. Denn das Leben ist stetige Veränderung und Wandlung, und nur wer gelernt hat, mit dem Fluss des Lebens mitzufließen, kann sich von unnötigem Schmerz und Leid befreien. Festhalten hingegen blockiert den natürlichen Strom der Energie und verhindert Entwicklung und Fortschritt. Es ist wichtig, sich in regelmäßigen Abständen dem Thema Loslassen zu widmen, damit Sie neue Energien freisetzen und stillgelegte Energiequellen wiederbeleben können. Wer loslässt, schafft Platz für Neues. Denn Neues kann nur entstehen, wenn Altes überwunden wird. Je besser Sie auf körperlicher und geistiger Ebene loslassen können, desto mehr Lebensenergie steht Ihnen zur Verfügung, desto mehr leben Sie aus Ihrer inneren Mitte heraus und desto authentischer sind Sie.

Energie kennt keine Grenzen. Sie ist nicht zerstörbar, sondern nur wandelbar. Die große Kunst des Lebens besteht darin, unsere Energie richtig und gezielt einzusetzen. Unsere Energie fließt dann, wenn wir uns hingeben, wenn wir loslassen und uns unserem Lebensfluss anvertrauen. Es gibt viele Mittel und Wege, die uns dabei helfen können. Dieser kleine Energieratgeber ist einer davon. Ich wünsche mir, dass Sie mit den verschiedenen Übungen, Techniken und Rezepten Ihre Energie in Geist und Körper zum Fließen bringen und so den Weg zu sich selbst finden.

Herzlichst
Ihre Sandy Taikyu Kuhn Shimu

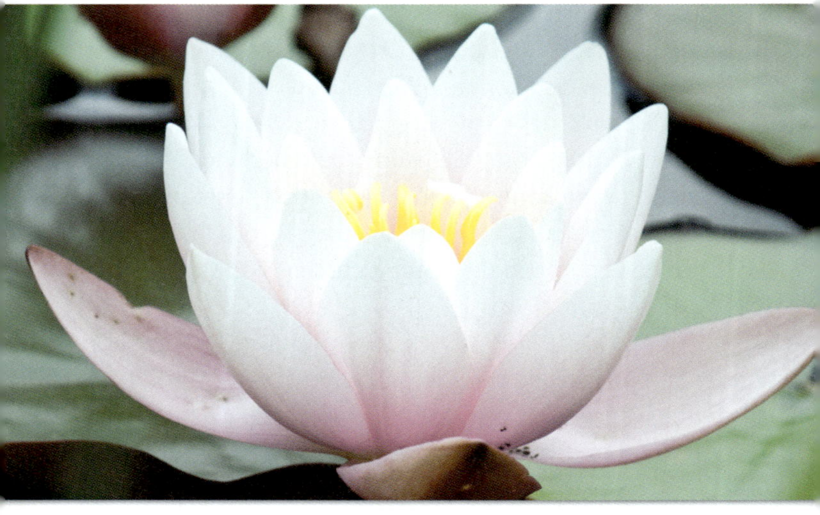

Danksagung

Energie ist allgegenwärtig. Sie zeigt sich im Vertrauen und in Dankbarkeit. Ich danke von Herzen allen Wesen, die es ermöglicht haben, dass dieses Buch den Weg zu Ihnen gefunden hat. Lassen wir die Energie des Miteinanders in unseren Herzen und im Geiste fließen!

Zur Autorin

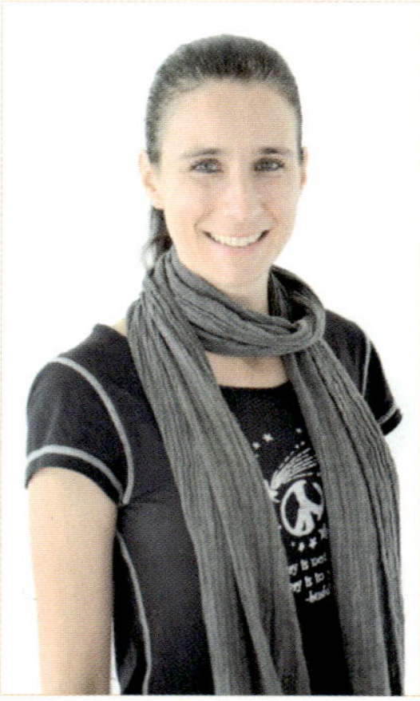

Sandy Taikyu Kuhn Shimu, Chan-Meisterin, Künstlerin und Autorin, ist hauptberuflich als Lehrerin und Ausbilderin in den Bereichen Kung Fu, Yoga, Qi Gong und Chan (jap. Zen) sowie als psychologisch-spirituelle Beraterin tätig. Außerdem ist sie Mitbegründerin der WU LIN Organisation und der WU LIN Chan-Linie, einer Ausrichtung bzw. Schule, die die bekannten Zen-Aspekte wieder mit der ursprünglichen Chan-Tradition vereint. Darin wird großer Wert auf die Anwendbarkeit der Zen-Praxis im normalen Alltag gelegt. Sandy Taikyu Kuhn Shimu findet ihre Erfüllung im täglichen Unterricht ihrer Schülerinnen und Schüler im In- und Ausland.

Weitere Informationen zur Tätigkeit der Autorin finden Sie unter:

www.taikyu.ch | www.wulin.ch | www.wulintempel.ch

sandy@taikyu.ch

Abbildungsverzeichnis

S. 9: © Thomas Francois (35218765) I S. 12: © Pabkov (42565688) I S. 14: © Marcel Schauer (12461856) I S. 17: © tiero (33442455) I S. 19: © Barbara Helgason (8081421) I S. 21: © studiovespa (15735012) I S. 23: © HPW (30157277) I S. 26: © k_tsygankova (23831285) I S. 28: © avs_lt (31081252) I S. 31: © xjrshimada (19518341) I S. 32: © Roman Thomas (14124384) I S. 34: © KD-Photo (30512249) I S. 37: © Massimiliano Gallo (39872332) I S. 39: © ping han (38929502) I S. 41: © marylooo (45253822) I S. 44: © Michael Rekochinsky (31377492) I S. 46: © Helder Almeida (1820343604) I S. 48: © asray (31570821) I S. 50: © thingamajiggs (22559542) I S. 52: © detailblick (42090576) I S. 54: © airborne77 (28347242) I S. 56: © pio3 (38301629) I S. 59: © javier brosch (47912207) I S. 60: © Svenja98 (36898092) I S. 63: © unpict (36471366) I S. 66: © Argus (6544124) I S. 69: © stephan (44608430) I S. 71: © HumerMedia (26775374) I S. 73: © gudrun (40714153) I S. 76: © Den (42975052) I S. 78: © sevenmultimedia (42433099) I S. 81: © BeTa-Artworks (42023890) I S. 83: © yanlev (38939207) I S. 86: © valery121283 (41672901) I S. 89: © HLPhoto (22181696) I S. 91: © mbongo (42222850) I S. 93: © CNL IMAGE 360° (513584) I S. 95: © LoSa (22079912) I S. 98: © dancerP (1632798) I S. 100: © Nataliya Dvukhimenna (39942140) I S. 106: © Igor Tarasov (33022009)

alle Fotografien: www.fotolia.com

Ebenfalls von Sandy Taikyu Kuhn Shimu
erschienen im Schirner Verlag:

Schirner Verlag

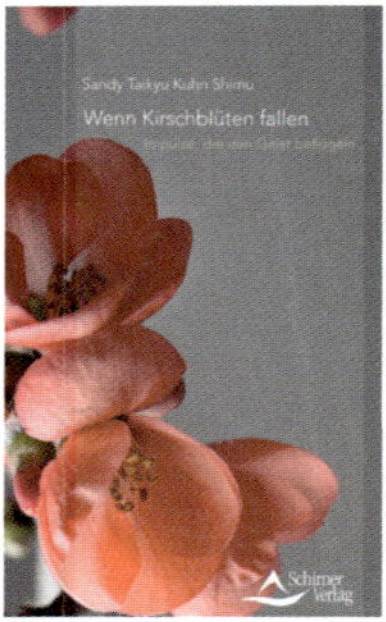

*»In der absoluten Stille des Geistes
hört man den Ruf
seiner wahren Natur.«*

Sandy Taikyu Kuhn Shimu

Wenn Kirschblüten fallen

Impulse, die den Geist beflügeln

ISBN 978-3-8434-1056-4

»Wenn Kirschblüten fallen« steckt voller Kraft. Mit einer tiefgründigen Leichtigkeit drückt dieses Büchlein Empfindungen, Gefühle, Erfahrungen und Erkenntnisse aus. Die Worte können den Körper berühren, bewegen und heilen und gleichermaßen den Geist anregen, herausfordern und befreien. Das Buch nimmt den Leser auf eine Reise mit, bei der alle wichtigen Themen des Lebens mit offener Klarheit angesprochen werden. Es eignet sich als Grundlage für philosophische Gespräche, für meditatives Reflektieren oder als eine persönliche Anregung für den Alltag. In der stillen Kraft des Wortes gelingt es jedem Leser leicht, sein Herz zu öffnen für die Achtsamkeit des Augenblicks, die alles zu erleuchten vermag.

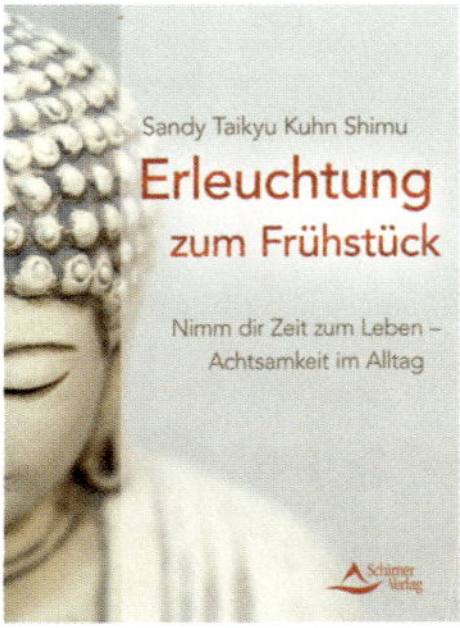

»Achtsamkeit ist das Geheimnis eines glücklichen Lebens.«

Sandy Taikyu Kuhn Shimu
Erleuchtung zum Frühstück
Nimm dir Zeit zum Leben – Achtsamkeit im Alltag
ISBN 978-3-8434-1078-6

Im Alltag achtsam sein bedeutet vor allem die Wahrnehmung schulen. Sie werden überrascht sein, wohin Sie die Reise mit diesem etwas anderen Übungsbuch zur Zen-Philosophie führt. Ob Shopping, Arbeit, Kindererziehung, Geld, Meditation, Ernährung, Liebe und Partnerschaft oder Freizeit – jedes Lebensthema wird beleuchtet, denn die Gewohnheiten des Alltags prägen Ihr Leben. Und das Leben ist nichts anderes als die Summe Ihrer täglichen Handlungen. Es lohnt sich also, beim Gewöhnlichen, beim Alltäglichen zu beginnen. Die Erfahrung zeigt, dass es gerade die kleinen Schritte sind, die große Veränderungen bewirken.

Freuen Sie sich auf zahlreiche tiefsinnige, aber auch amüsante Geschichten sowie auf viele Tipps und Tricks zur Umsetzung des Zen in Ihrem täglichen Leben. Und denken Sie daran: Erleuchtung ist immer möglich, weshalb nicht schon zum Frühstück?

»Begegne im Leben dem Tod,
und du brauchst vor dem Tod
keine Angst mehr zu haben!«

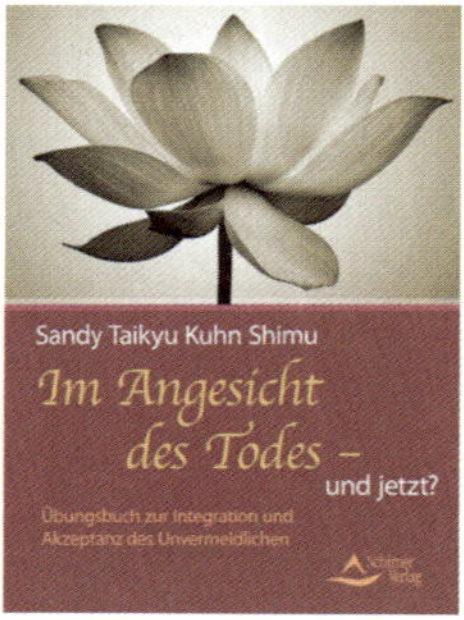

Sandy Taikyu Kuhn Shimu
Im Angesicht des Todes – und jetzt?
Übungsbuch zur Integration und Akzeptanz des Unvermeidlichen
ISBN 978-3-8434-1079-3

Wir bereiten uns auf die Einschulung, die Fahrprüfung und den Berufsabschluss vor. Wir planen unseren Geburtstag, unseren Urlaub und unsere Hochzeit. Wir sind gut organisiert, alles ist durchdacht, doppelt abgesichert und in unseren Terminplanern notiert.
Doch sind wir auch so minutiös auf unser Ableben vorbereitet? Der Tod betrifft uns alle. Im Normalfall gehen wir davon aus, dass er uns erst in ferner Zukunft ereilt. Wir verdrängen gekonnt den Gedanken daran, dass wir eigentlich bereits in der nächsten Sekunde sterben könnten.
Die Zen-Buddhistin Sandy Taikyu Kuhn Shimu, die auch als psychologischer Coach tätig ist, gibt Ihnen mit diesem Übungsbuch vielfältige Anregungen zur Reflexion des eigenen Lebens und Sterbens. Nehmen Sie mithilfe von Übungen, Meditationen und kleinen Geschichten das Unvermeidliche, den eigenen Tod, aus einer anderen Perspektive wahr – und beginnen Sie Ihr Leben neu!